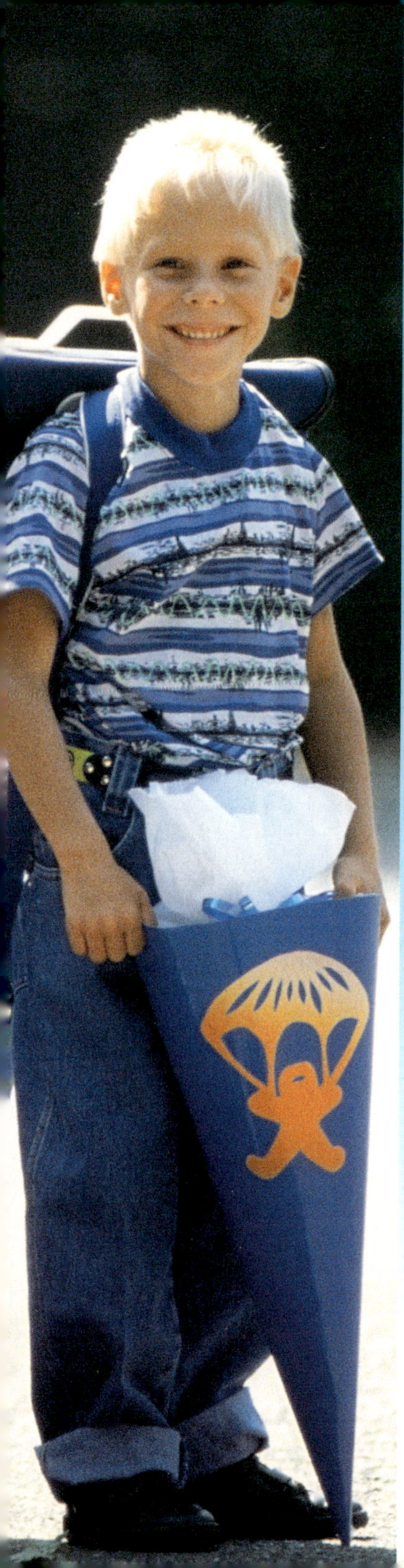

# Hilfe aus der Natur

»Gut drauf in der Schule« sind Kinder, die gern und ohne Angst in die Schule gehen. Leider aber sind immer mehr Kinder immer weniger »gut drauf«:

• Etwa 15 Prozent der Schüler leiden unter Ängsten oder sind auffällig in ihrem Verhalten.

• Etwa 7 Prozent der Kinder nehmen Medikamente oder werden psycho-therapeutisch behandelt.

• Immer mehr Lehrer klagen über die Unkonzentriertheit ihrer Schüler, häufiges Fehlen und die zunehmende Aggression.

Diese Fakten sprechen für sich. Damit Ihr Kind morgens fröhlich und ohne Angst in die Schule geht und auch Ihr »Schulstreß« abnimmt, habe ich Ihnen wirkungsvolle natürliche Hilfen zusammengestellt.

Sigrid Schmidt

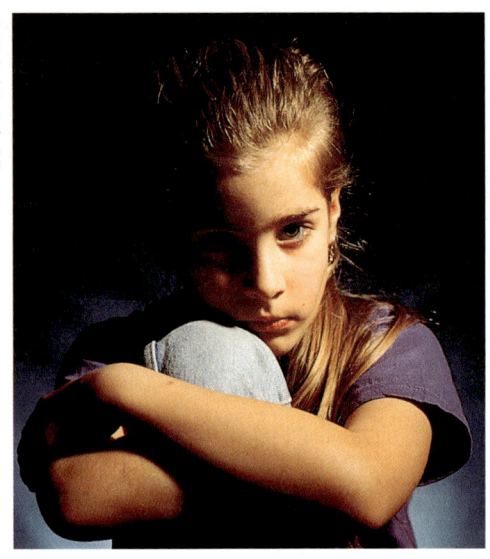
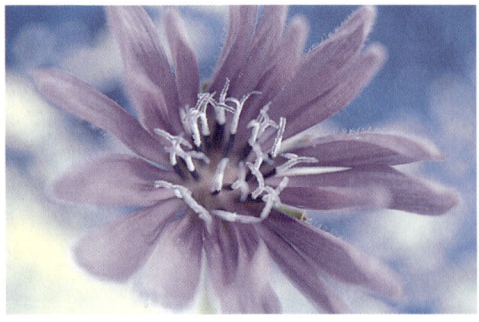

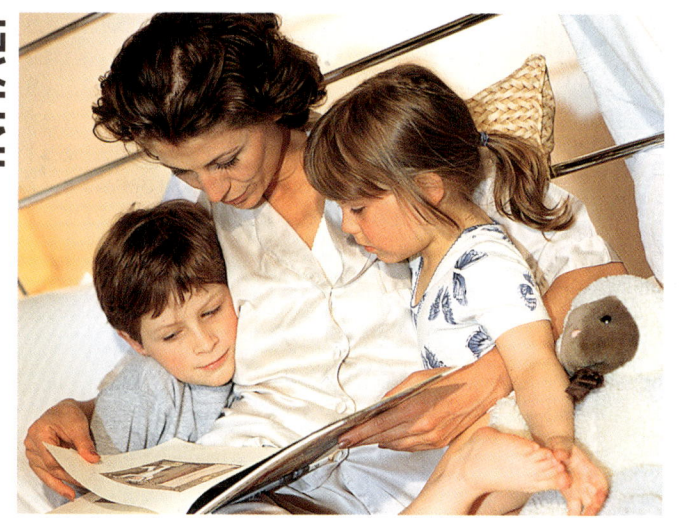

## INFORMATION

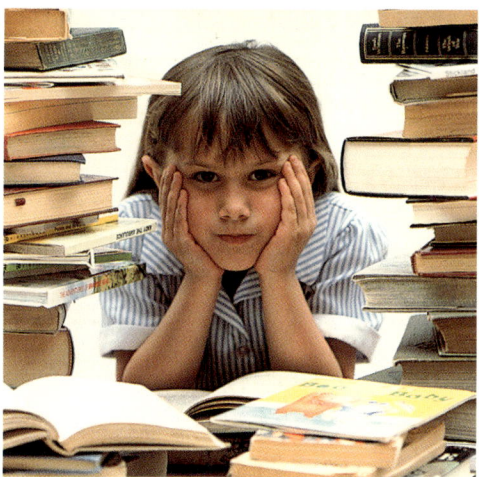

# Schulstreß macht krank

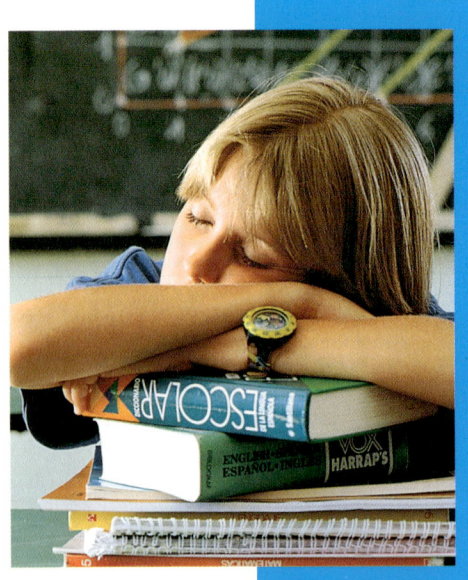

Zu hohe Anforderungen der Schule und Schwierigkeiten ihrer Kinder beim Lernen – darin sehen viele Eltern die Ursachen von Schulstreß. Schüler meinen damit den öden Unterricht, die nervigen Lehrer und die lästigen Noten. Lehrer wiederum nehmen an, daß die zu großen Klassen, schlecht erzogene Schüler und die Fülle des Lehrstoffes zu Schulstreß führen. Schulstreß also hat viele »Gesichter«.

Wie es bei Kindern im Alter von sechs bis zwölf Jahren zu Schulstreß kommt, erläutere ich Ihnen in diesem Kapitel.

# Schulstreß ist negativer Streß

Streß an sich ist etwas Nützliches und sichert unser
Überleben. In der Medizin wird mit diesem Begriff ein
Zustand bezeichnet, der es uns ermöglicht, auf plötzliche Anforderungen oder in kritischen Situationen
sekundenschnell zu reagieren.

*Streß läßt uns sekunden-
schnell reagieren und
sichert so das Überleben*

Wenn Sie zum Beispiel eine Straße überqueren und ein
Auto auf Sie zu rast, werden im Körper sofort Streß-
hormone (Adrenalin und Noradrenalin) ausgeschüttet.
Als Folge davon steigt der Blutdruck, das Herz schlägt
schneller, Muskeln und Gehirn erhalten mit dem Blut
mehr Sauerstoff und damit mehr Energie.

Um zu verhindern, daß Sie lange überlegen, in welche
Richtung Sie sich vor dem Auto retten, wird das Denken blockiert und die für Flucht zuständigen Gehirnbe-
reiche arbeiten auf Hochtouren. Gleichzeitig schaltet
der Körper Funktionen, die nicht unmittelbar zum
Überwinden der Gefahr gebraucht werden, auf Spar-
flamme, beispielsweise die Verdauung und das Immunsystem. Dieser Ausnahmezustand macht es möglich, in
einer kritischer Situation oder auf eine plötzliche An-
forderung sekundenschnell zu reagieren.

**Einzelne Streßereignisse
(oben) führen nach kurz-
zeitig starker Anspannung
zur völligen Entspannung
(Erholung). Wenn sich
Streßsituationen häufen
(unten), steigt die
Anspannung wegen
fehlender Erholung ins
Unerträgliche.**

Streß kann sich positiv oder negativ auswirken. Wir erleben ihn als leistungsstei-
gernd, wenn er uns in schwierigen Situationen oder bei
großen Anforderungen zu
dem Gefühl verhilft, dies alles
bewältigen zu können. Dazu
gehört beispielsweise das
Lampenfieber, das zu Höchst-
leistungen beflügeln kann.
Negativ und lähmend dagegen
wirkt Streß, wenn wir uns
überfordert und hilflos fühlen,
und es uns unmöglich ist,
einen klaren Gedanken zu
fassen, wir nervös und reizbar
werden. Dauert dieser Zustand
an, können körperliche und
seelische Beschwerden die
Folge sein.

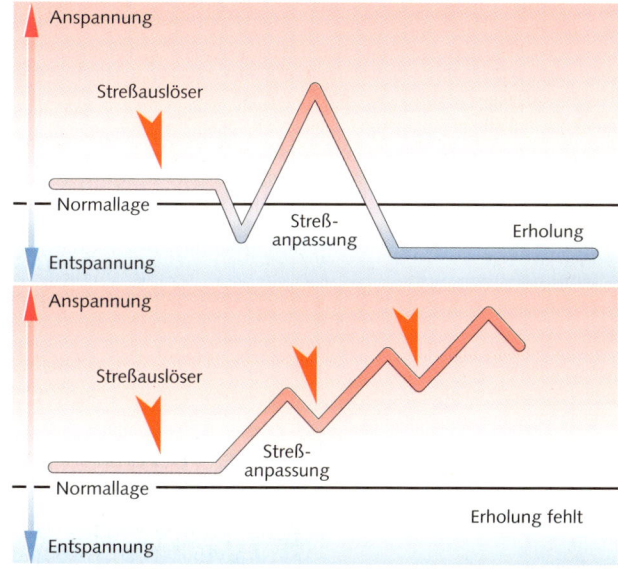

# Anforderungen der Schule

Schulen haben die Aufgabe, aus ahnungslosen Hosenmätzen vielseitig gebildete Jugendliche zu machen. Die dabei notwendigen Prüfungen und ihre Benotung werden jedoch immer mehr als Belastungen gesehen, da sie den Lebensweg eines Kindes stark beeinflussen können. Die Art, wie Eltern, Lehrer und auch Schüler mit Prüfung und Benotung umgehen, machen sie zum zentralen Streßfaktor an unseren Schulen. Hinzu kommen weitere Streßquellen:

*Prüfungen und ihre Benotung – Streßfaktor Nummer 1*

### Die Klassengrößen

Kein Lehrer kann bei Klassengrößen mit bis zu dreißig Kindern auf die individuellen Bedürfnisse des einzelnen eingehen, Rücksicht auf schwächere Schüler nehmen und trotz immer weniger Unterrichtsstunden auch noch den Lehrplan schaffen. Erschwerend wirkt sich aus, daß die Kinder heute oft aggressiver und wesentlich unruhiger sind als noch vor einigen Jahren.

**Mit dem Schuleintritt beginnt eine lange Zeit voller Anforderungen.**

### Der Unterricht

Schüler finden es generell belastend, daß sie still sitzen müssen und nur reden dürfen, wenn sie dazu aufgerufen werden. Manche können sich in dieser Situation nicht länger als fünf Minuten konzentrieren und stören dann den Unterricht. Besonders empfindlich reagieren Kinder auf negative Beurteilungen, wenn sie nicht gelernt haben, daß sie durch Anstrengung ihre Leistung verbessern können. Andere verlieren schnell ihr Selbstvertrauen, geben auf und reagieren mit Ängsten oder Aggressionen. Bei älteren Schulkindern schließlich ist es ein abstrakter, schwerverständlicher Lehrstoff, der zu Frustrationen führt. Sie verlieren dadurch die Lust am Lernen und vergessen mühsam Erlerntes schnell wieder.

### Schulwechsel

Der häufigste Grund für einen Schulwechsel ist der Übertritt in eine höhere Schule. Vor allem das Jahr davor birgt für viele Grundschüler die Gefahr, durch

Streß krank zu werden, wenn sie – den elterlichen Wünschen folgend – die Aufnahmeprüfung für Gymnasium oder Realschule schaffen müssen. Zum Leistungsdruck kommt die emotionale Belastung für all jene Kinder, denen der Übertritt nicht gelingt. Sie sind nicht einfach nur enttäuscht; nicht selten entwickeln sie auf Dauer das Gefühl, nichts wert zu sein.

Andere Streßsituationen entstehen durch den Wechsel zur neuen Schule, gleichgültig, ob wegen Schultyp- oder Wohnortwechsel. Die bisherigen sozialen Bindungen (zu Klassengemeinschaft und Freunden) gehen dabei meist verloren. Die Schüler sind einer ihnen fremden Klassengemeinschaft und neuen Lehrern ausgesetzt, oft ohne ausreichenden Rückhalt durch die Eltern. Eine Streßstatistik der Weltgesundheitsbehörde (WHO) weist dies als zweitgrößten Streßfaktor nach dem Tod eines langjährigen Lebenspartners aus.

### Der Konkurrenzkampf

In vielen Schulklassen herrscht ein mit dem Arbeitsleben vergleichbarer Konkurrenzkampf: Gekämpft wird um das jährliche Fortkommen, den Übertritt in eine höhere Schule oder um gute Abschlußnoten. Dabei stehen die Kinder unter derart hohem Leistungsdruck, daß nicht nur die sensiblen unter ihnen wegen Überforderung mit Kopf- oder Bauchschmerzen, Schlafstörungen oder aggressivem Verhalten reagieren.

### Der falsche Schultyp

Nicht selten müssen Kinder einen Schultyp (etwa das Gymnasium) besuchen, der nicht ihren Fähigkeiten angemessen ist. Einseitig begabte Kinder zum Beispiel können die dort geforderten Leistungen nicht erbringen, selbst wenn sie in einem Fach nahezu genial sind. Überforderung mit allen gesundheitlichen und seelischen Konsequenzen ist die Folge.

## Verhalten der Eltern

Wenn Kinder in der Schule oder beim Lernen Schwierigkeiten haben, liegt dies nach Meinung vieler Eltern an der Schule oder am Lehrer. Weit häufiger sind es

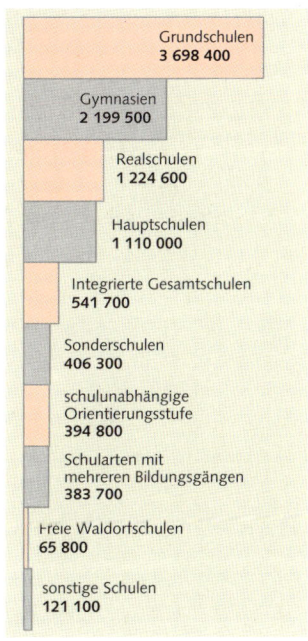

Grundschulen
3 698 400

Gymnasien
2 199 500

Realschulen
1 224 600

Hauptschulen
1 110 000

Integrierte Gesamtschulen
541 700

Sonderschulen
406 300

schulunabhängige Orientierungsstufe
394 800

Schularten mit mehreren Bildungsgängen
383 700

Freie Waldorfschulen
65 800

sonstige Schulen
121 100

**Schularten und Schüler-zahlen im Schuljahr 1997/98**

*Schulstreß: ungewollt und trotz bester Absichten*

jedoch Eigenschaften des Kindes oder das Verhalten der Eltern, die tatsächlich die entscheidende Rolle spielen. In der Tat können Eltern ungewollt und trotz bester Absichten ihrem Kind die Schule zum Problem machen, wenn eine der folgenden Situationen eintritt:

## Zu hohe Erwartungen

Kinder im Alter von sechs bis zwölf Jahren sorgen sich in der Regel nicht sehr um ihre Zukunft, ihre Eltern dafür um so mehr. »Das Gymnasium besuchen und Abitur machen« rangiert ganz oben auf der Wunschliste vieler Eltern. So ist es nur naheliegend, daß sie ihre Kinder dazu anhalten, genügend für die Schule zu tun. Doch manches Kind ist dafür nicht geeignet, weil seine Begabungen und Interessen sich schon früh auf nur einen Schwerpunkt konzentrieren oder auf anderen Gebieten liegen, beispielsweise im künstlerischen oder sozialen Bereich.

Wenn Eltern trotzdem hohe Ansprüche stellen, lastet dies als Druck auf dem Kind. Der Druck macht Angst und wirkt sich negativ auf die Leistungen aus. Wenn damit verbundene schlechte Noten die Eltern noch mehr ängstigen und sie deshalb ihren Druck auf das Kind verstärken, entsteht ein Teufelskreis, aus dem am Ende weder Eltern noch Kinder einen Ausweg finden.

## Motivationsschädigendes Verhalten

*Auch bei gelegentlichem Mißerfolg die Bemühungen anerkennen*

Der Lernwille eines Kindes hängt von seiner Motivation ab. Es braucht das Gefühl, daß es Anforderungen gerecht werden kann, und daß seine Bemühungen – auch bei gelegentlichem Mißerfolg – anerkannt werden. Das Gefühl kann sich jedoch nicht entwickeln, wenn Sie

• aus Angst, es könnte ohne Aufsicht nicht arbeiten, ständig die Hausaufgaben Ihres Kindes überwachen und kontrollieren,

• die Bemühungen Ihres Kindes wenig loben und kaum anerkennen,

• wenig Interesse am Schulgeschehen und den Leistungen des Kindes zeigen,

• aus falsch verstandener Solidarität mit dem Kind anhaltend über die Schule oder die Lehrer schimpfen und damit dem Kind das Gefühl nehmen, in dieser Schule oder von diesen Lehrern überhaupt etwas lernen zu können.

Diese Verhaltensweisen führen dazu, daß beim Kind der Eindruck entsteht, seine Anstrengungen seien der Mühe nicht wert. So geht ihm jeglicher Ansporn, jede Motivation für das Lernen verloren.

### Spannungen in der Familie

Spannungen gibt es in jeder Familie. Halten die Konflikte zwischen Familienmitgliedern allerdings lange an oder werden sehr heftig ausgetragen, erzeugen sie bei Kindern große Unsicherheit und je nach Veranlagung Angst oder Aggression. Das kann zu Konzentrationsstörungen und Schlaflosigkeit führen oder aber zu Arbeitsunlust. So entstehen Probleme beim Lernen oder Verhaltensauffälligkeiten; die Schwierigkeiten in der Schule sind damit vorprogrammiert. Ist dieses Stadium schon erreicht, werden alle Versuche der Eltern, ihr Kind durch gutes Zureden oder Strafen zu »motivieren«, vergeblich sein.

*Heftig ausgetragene Familienprobleme erzeugen Angst oder Aggression*

# Die Persönlichkeit des Kindes

Wie kann es sein, daß eine Schule und ihre Lehrer für ein Kind ideal sind, für ein anderes aber zum Problem werden? Offensichtlich erlebt jedes Kind die Anforderungen der Schule auf die nur ihm eigene Weise (individuelle Wahrnehmung) und geht auf seine Weise damit um (individuelle Reaktionsfähigkeit). In der Schulsituation ist für die Wahrnehmung entscheidend, zu welchem Lerntyp ein Kind gehört. Wie es auf die wahrgenommenen Eindrücke reagiert, hängt dagegen mit seinem Konstitutionstyp zusammen.

*Jedes Kind reagiert auf individuelle Weise*

### Der Lerntyp

Kinder unterscheiden sich in ihren Begabungen. Manche haben ihre Stärken beispielsweise im technischen Bereich und können gut rechnen. Andere dagegen lesen und schreiben oder lernen fremde Sprachen schnell, sind künstlerisch oder handwerklich begabt. Unabhängig von ihren Begabungen setzen Kinder unterschiedliche Methoden zum Lernen ein, also für

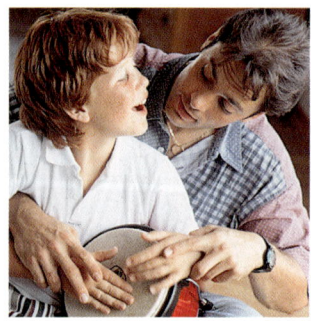

**Kinästhetischer Typ**

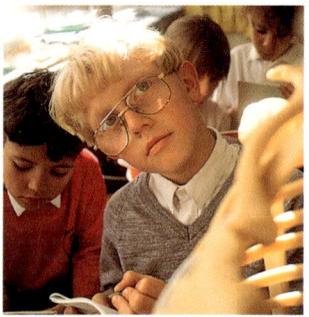

**Visueller Typ**

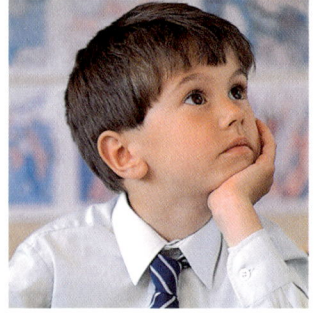

**Auditiver Typ**

die Aufnahme und die Verarbeitung von Informationen. Man unterscheidet drei Lerntypen, die angeboren sind und deshalb auch nicht »umprogrammiert« werden können:

• Kinästhetischer Typ (Lernen durch Aktivität und Bewegung): Kinder dieses Lerntyps prägen sich den Lernstoff am besten ein, wenn sie beim Lernen aktiv sind, zum Beispiel etwas unterstreichen oder mit Farben ausmalen. Sie lernen durch Anschauen, Anfassen und Aussprechen und reden gerne »mit den Händen«. Diese Kinder sind durch herkömmliche Unterrichtsmethoden deutlich benachteiligt, weil sie dabei mehr zuhören müssen als selbst aktiv sein zu dürfen.

• Visueller Typ (Lernen durch Sehen): Etwas leichter hat es das visuell veranlagte Kind. Es nimmt Informationen schwerpunktmäßig über die Augen auf und braucht deshalb möglichst Bilder, die den Lernstoff erläutern. Auch behält es Fakten besser, wenn es sie aufschreibt. Kinder vom visuellen Lerntyp malen gerne und besitzen eine bilderreiche Sprache.

• Auditiver Typ (Lernen durch Hören): Kinder vom auditiven Lerntyp lernen durch Zuhören. Sie sind damit optimal ausgerüstet für den herkömmlichen Schulunterricht. Sie können sich Fakten allein durch Zuhören einprägen, lernen leicht auswendig und haben dadurch oft weniger Lernprobleme. Beim Schreiben oder Lesen bewegen sie häufig die Lippen.

Im Vergleich wird deutlich, daß beim Unterricht nicht alle Lerntypen gleichermaßen profitieren. Die benachteiligten Lerntypen geraten durch diese Tatsache allein nicht zwangsläufig unter Schulstreß. Der entsteht erst, wenn Kinder durch ihre benachteiligte Situation den Anforderungen der Schule und den Erwartungen der Eltern nicht mehr gewachsen sind. Wie dies geschieht, und wie es sich zeigt, hängt vom Konstitutionstyp ab.

### Der Konstitutionstyp

Zur Konstitution oder »Beschaffenheit« eines Kindes gehören seine vorwiegend ererbten körperlichen und psychischen Eigenschaften, zum Beispiel, ob es schlank oder rundlich, still oder lebhaft, sensibel oder robust ist. Von seinen konstitutionellen Eigenschaften hängt ab, wie ein Kind auf äußere Situationen reagiert, gleichgültig, ob es sich um eine Infektion, um Streß oder eine Unterrichtssituation handelt. Diese individuelle Reaktionsfähigkeit entscheidet auch darüber, ob und wie stark ein Kind auf Streß reagiert, ob es Verhaltensänderungen (wie Ängstlichkeit, Aggressivität) oder körperliche Symptome (wie Bauchschmerzen, Schlafstörungen) entwickelt.

Die Erfahrung lehrt, daß eine homöopathische Konstitutionsbehandlung (Seite 68) auf die Reaktionsfähigkeit Einfluß nehmen kann, so daß Kinder seltener körperlich krank und seelisch belastbarer werden.

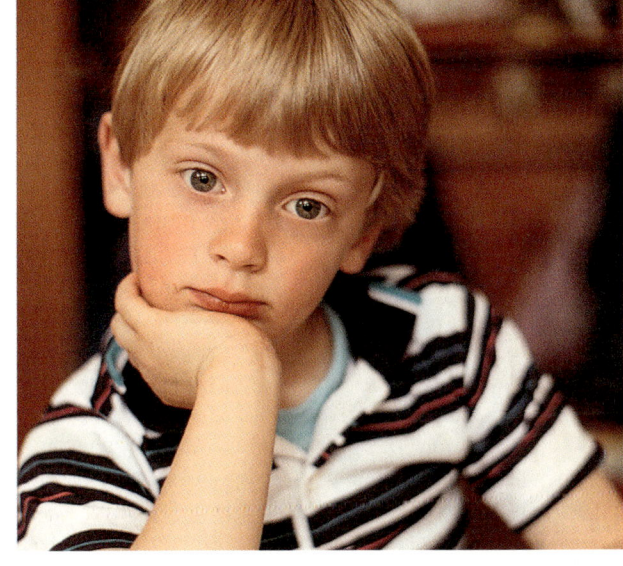

Ob nachdenklich oder überschwenglich, jedes Kind reagiert individuell auf seine Umwelt.

## Gesellschaftliches Umfeld

Auch wenn die Persönlichkeit eines Kindes und der Einfluß der Eltern den Löwenanteil ausmachen – geprägt wird die Situation eines Kindes zusätzlich von seinem Umfeld. Viele große und kleine Faktoren sind daran beteiligt; einige Beispiele:

• Zu den wichtigsten Einflüssen auf Schulkinder zählen heute Fernsehen, Video- und Computerspiele. Viele Kinder verbringen damit im Schnitt drei bis vier Stunden täglich. Einer Umfrage zufolge gibt es Kinder, die bereits morgens um sechs Uhr aufstehen, um vor der Schule noch fernsehen zu können. Das Resultat ist eine Reizüberflutung, die sich negativ auf Konzentrationsfähigkeit und innere Ruhe auswirkt.

• Sehr verbreitet ist der »hausgemachte« Streß durch zu viele Freizeitaktivitäten. Oftmals mehr auf Wunsch der Eltern, denn aus eigenem Antrieb, wird Kindern ein intensives Trainingsprogramm für Tennis, Ballett, Reiten oder Musik zugemutet. Sie haben dabei oft Terminkalender wie kleine Manager.

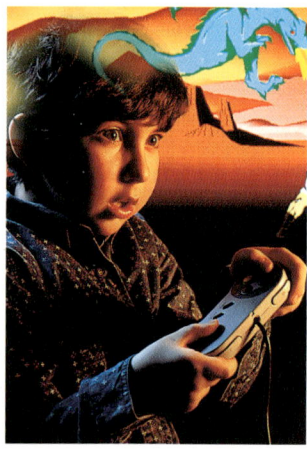

**Computerspiele –
derzeit jüngster Beitrag
zur Reizüberflutung**

• Spätes Schlafengehen und ein unregelmäßiger Rhythmus im Tagesablauf sind weitere streßerzeugende Einflüsse. Kinder brauchen ausreichend Schlaf und einen festen Rahmen, der ihnen das Gefühl von Sicherheit verleiht; nur so können sie voll leistungsfähig sein.

• Wenn Anstrengungen und die Übernahme von Pflichten als überholt und langweilig gelten, werden selbst gesunde Herausforderungen schnell zu Überforderung und Streß.

## Schulstreß macht Beschwerden

Wenn ein Kind unter Schulstreß leidet, dann reagiert es je nach Ursache und entsprechend seiner Konstitution mit Beschwerden

• im körperlichen Bereich (Bauchbeschwerden, Kopfschmerzen oder Schlafstörungen) und

• im seelischen Bereich, erkennbar an verändertem Verhalten (Ängstlichkeit, Aggressivität und einem Mangel an Motivation).

Welche Beschwerde auftritt, ob mehr der körperliche oder mehr der seelische Bereich betroffen ist, läßt sich im Einzelfall nie vorhersagen. Auch ist es in der Mehrzahl der Fälle nicht möglich, von einer Beschwerde (etwa Bauchweh) direkt auf die Ursache zu schließen. Zu vielfältig sind die Ursachen über die Konstitutionstypen mit den Beschwerden verknüpft.

### So finden Sie zur Behandlung

Der Wegweiser auf den Seiten 13 bis 15 vermittelt Ihnen eine Vorstellung von dieser Komplexität; er führt Sie sowohl von Beschwerdekomplexen als auch von jeweils typischen Symptomen zu Ursachen und (über Seitenverweise) zur passenden Behandlung.

*Erst informieren –
dann behandeln*

Bitte lassen Sie sich Zeit mit der Selbstbehandlung; informieren Sie sich zunächst sorgfältig über die möglichen Ursachen für die Beschwerden Ihres Kindes, machen Sie sich mit den Möglichkeiten der Selbstbehandlung vertraut (Seite 60). Entscheiden Sie erst danach und in Ruhe, welche der empfohlenen Maßnahmen für Ihr Kind die richtigen sind.

# Wegweiser von den Beschwerden zur Behandlung

| Beschwerde-komplex | typische Symptome | häufigste Ursachen |
|---|---|---|
| Aggression Seite 18 | • wird gewalttätig gegen andere<br>• zerstört Sachen<br>• bekommt Wutausbrüche<br>• ist fordernd und frech<br>• hat schlechte schulische Leistungen<br>• akzeptiert keine Grenzen | geringes Selbstwertgefühl Seite 20<br>Suche nach Zuwendung Seite 20<br>Grenzen werden nicht akzeptiert Seite 20<br>Gewalt als Problemlösung Seite 21<br>leicht aufbrausende Eltern Seite 21 |
| Ängstlichkeit und Schüchternheit Seite 21 | • traut sich nichts zu<br>• wird leicht rot<br>• verhält sich angepaßt in fremder Umgebung<br>• hat Lampenfieber<br>• schreibt schlechte Schulnoten<br>• beteiligt sich nicht am Unterricht<br>• hat wenig Kontakt zu Kindern<br>• läßt sich leicht unterdrücken<br>• körperliche Beschwerden | negative Erfahrungen Seite 23<br>überbehütende oder unsichere Eltern Seite 23<br>überkritische oder ehrgeizige Eltern Seite 24 |
| Bauchbeschwerden Seite 24 | • Bauchschmerzen<br>• Durchfall | Angst und Unsicherheit Seite 25<br>Bedürfnis nach Liebe, Zuwendung Seite 26<br>Überforderung Seite 33-34 |
| Familienprobleme Seite 26 | • Schlafstörungen<br>• Kopfschmerzen<br>• Bauchschmerzen<br>• Aggressivität<br>• hyperaktives Verhalten<br>• Leistungsverweigerung<br>• Verschlossenheit<br>• schnelles Ausrasten<br>• Konzentrationsmangel<br>• ständig Streit zwischen Geschwistern | überlastete Eltern Seite 27<br>Spannungen zwischen Eltern Seite 28<br>Eifersucht zwischen Geschwistern Seite 28<br>Trennung der Eltern Seite 29<br>zu strenge Erziehung Seite 30<br>inkonsequente Erziehung Seite 30 |
| Faulheit Seite 31 | • drückt sich vor Hausaufgaben<br>• erledigt Aufgaben unzureichend<br>• hat »null Bock« aufs Lernen<br>• arbeitet nur unter Druck | Mißerfolgserlebnisse, mangelnde Anerkennung, Entmutigung Seite 32<br>Überforderung durch Eltern Seite 33<br>Überforderung durch die Schule Seite 34<br>Überforderung durch Wissenslücken Seite 34<br>Unterforderung Seite 34<br>schlechter Unterricht Seite 35<br>zu wenig Freizeit Seite 51 |

# Wegweiser von den Beschwerden zur Behandlung

| Beschwerde-komplex | typische Symptome | häufigste Ursachen |
|---|---|---|
| Hausaufgaben-probleme Seite 35 | • will nicht anfangen<br>• erledigt Aufgaben nur schlampig<br>• braucht zu lange<br>• vergißt die Hälfte<br>• trödelt<br>• arbeitet nur, wenn jemand daneben sitzt | schulische Gründe Seite 36<br>Anlaufschwierigkeiten und Trödeln Seite 37<br>Kind ist zu langsam Seite 37<br>Überforderung Seite 33-34<br>Konzentrationsschwierigkeiten Seite 44<br>mangelnde Motivation Seite 31<br>Hyperaktivität Seite 40<br>Schreib-, Lese-, Rechenschwäche Seite 47<br>Müdigkeit oder Erschöpfung Seite 49<br>ungeeigneter Arbeitsplatz Seite 81<br>gereizte und gestreßte Eltern Seite 38<br>falsche Aufgabenüberwachung Seite 38<br>Druck der Eltern nötig  Seite 39<br>zu viel Kritik und zu wenig Lob Seite 39<br>zu wenig Freizeit Seite 51 |
| Hyperaktivität Seite 40 | • ist ständig in Bewegung<br>• mangelnde Ausdauer<br>• redet ständig<br>• Unruhe von Händen und Füßen<br>• ist unkonzentriert, leicht ablenkbar<br>• ist aggressiv<br>• ist ungehorsam<br>• stört ständig den Unterricht | Rechen-, Schreib-, Leseschwäche Seite 41<br>familiäre Veranlagung Seite 41<br>Überforderung Seite 33-34<br>mangelnde Zuwendung Seite 26<br>inkonsequente Erziehung Seite 30 |
| Kopfschmerzen Seite 42 | • Kopf schmerzt | Sehstörungen Seite 43<br>Verspannung der Nackenmuskeln Seite 43<br>geistige Erschöpfung Seite 43<br>Ängste und Sorgen Seite 44 |
| Konzentrations-störungen Seite 44 | • wirkt geistesabwesend<br>• ist schnell desinteressiert<br>• hört nur kurz zu<br>• hat keine Ausdauer<br>• ist unruhig und angespannt<br>• ist vergeßlich | Müdigkeit, Erschöpfungszustände Seite 49<br>abschweifende Gedanken Seite 45<br>innere Unruhe Seite 46<br>äußere Unruhe Seite 46<br>Reizüberflutung Seite 46 |
| Lernprobleme Seite 47 | • kann sich nichts merken<br>• vergißt das Gelernte zu schnell<br>• schlechte Noten trotz intensiver Vorbereitung | Rechen-, Schreib-, Leseschwäche Seite 47<br>psychischer Druck Seite 48<br>negative Selbsteinschätzung Seite 48<br>Versagensängste und Lampenfieber Seite 21 |

## Wegweiser von den Beschwerden zur Behandlung

| Beschwerde-komplex | typische Symptome | häufigste Ursachen |
| --- | --- | --- |
| Lernprobleme Seite 47 | • Probleme beim Schreiben und Lesen<br>• Probleme beim Rechnen<br>• kann sich nicht konzentrieren<br>• kann nicht ruhig sitzen<br>• arbeitet nur mit Druck der Eltern | mangelnde Konzentration Seite 44<br>fehlende Motivation, Über- und Unterforderung, Wissenslücken Seite 34<br>Hyperaktivität Seite 40 |
| Müdigkeit und Erschöpfung Seite 49 | • ist nicht belastbar<br>• bricht leicht in Tränen aus<br>• will allein sein<br>• ist gedrückter Stimmung<br>• ist voller Ängste<br>• Überempfindlichkeit gegen Licht und Geräusche<br>• Reizbarkeit und Unverträglichkeit<br>• körperliche Beschwerden wie Kopfschmerzen | Schlafmangel Seite 50<br>längere Krankheit Seite 51<br>Angst vor Versagen Seite 51<br>zu wenig Freizeit Seite 51 |
| Probleme mit der Schule Seite 51 | • fühlt sich abgelehnt<br>• fühlt sich ungerecht behandelt<br>• wird nicht oder zuwenig beachtet<br>• fühlt sich unterdrückt<br>• findet den Lehrer zu streng<br>• stört den Unterricht<br>• belügt Lehrer oder Mitschüler<br>• wird von anderen gehänselt oder geschlagen<br>• hat keinen Freund oder Kumpel<br>• terrorisiert oder schlägt andere<br>• spielt sich immer in den Vordergrund<br>• spielt den Klassenclown<br>• ist in der Klasse isoliert | mangelndes Selbstvertrauen Seite 52<br>mißachtet Grenzen und Regeln Seite 52<br>Aggressivität Seite 18<br>Stören des Unterrichts Seite 53<br>will immer Mittelpunkt sein Seite 54<br>Geltungssucht Seite 54<br>Neigung zum Lügen Seite 54<br>ungerechter und strenger Lehrer Seite 55<br>Außenseiterrolle Seite 56 |
| Schlafstörungen Seite 57 | • schwieriges Einschlafen<br>• häufiges Aufwachen<br>• zu frühes Erwachen<br>• Albträume | falsches Raumklima Seite 58<br>belasteter Schlafplatz Seite 58<br>Reizüberflutung Seite 58<br>Ängste und Sorgen Seite 59 |

# Schulstreß –

# die Hilfen

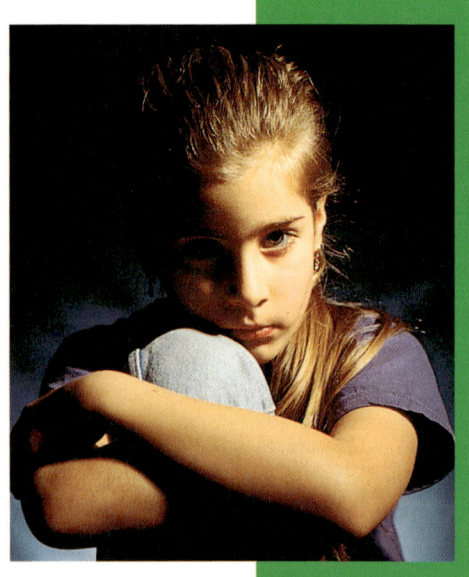

In diesem Kapitel führe ich Sie von den Problemen Ihres Kindes zur passenden Behandlung. Es ist nicht immer einfach, schnell zur richtigen Hilfe zu finden, denn Schulprobleme
• haben meist mehrere Ursachen,
• wirken sich auf mehreren Ebenen (körperlich – seelisch, in der Schule – zu Hause) aus,
• beruhen oft auf Problemen der Eltern,
• bedürfen recht verschiedener Behandlungsmethoden. Entsprechend umfangreich und vielseitig ist das Angebot an Rat und Hilfen.

## So gehen Sie vor

Der »Wegweiser von den Beschwerden zur Behandlung« (Seite 13) führt Sie anhand der Beschwerdekom-
plexe über die typischen Symptome Ihres Kindes zu
möglichen Ursachen. Über die dort angegebenen Sei-
tenzahlen finden Sie zur genauen Erläuterung der
Störung und zu den Behandlungsvorschlägen.
Im Interesse der Übersichtlichkeit sind diese Vor-
schläge gegliedert in:
• Sofortmaßnahmen. Damit können Sie umgehend
beginnen. Für eine dauerhafte Besserung oder die
Behebung des Problems sollten Sie jedoch immer mit
Hilfe der jeweils folgenden Abschnitte die Ursachen
erforschen und sie gezielt be-
handeln.
• Was Sie auf jeden Fall tun
können. Diese Empfehlungen
gelten für alle im Folgenden
beschriebenen Ursachen.
• Einzelne Ursachen. Lesen
Sie die Beschreibungen aufmerksam durch, und entscheiden Sie sich dann für eine
oder mehrere der vorgeschla-

**Bitte beachten Sie**
Informieren Sie sich vor Beginn der Selbst-
behandlung sorgfältig über die Behandlungs-
methoden (ab Seite 60), vor allem über
Anwendung und Dosierung der Bach-Blüten
(Seite 62) und der homöopathischen Mittel
(Seite 68).

genen Behandlungen, die Sie grundsätzlich einzeln
oder in Kombination einsetzen können. Folgen Sie bitte in allen Fällen den Hinweisen auf andere Textstellen,
in denen Sie weitere Informationen zu Hintergründen
oder Behandlungsformen finden.

## Grenzen der Selbstbehandlung

Sie dürfen nicht selbst behandeln, wenn Gefahr für die
Gesundheit Ihres Kindes besteht. Beachten Sie deshalb
sorgfältig die Hinweise auf einen erforderlichen Arzt-
besuch. Auch in Fällen, in denen Sie sich unsicher
fühlen, suchen Sie bitte einen Arzt, Heilpraktiker oder
Therapeuten Ihrer Wahl auf.
Gleiches gilt, wenn Beschwerden Ihres Kindes, vor
allem körperliche wie Bauch- oder Kopfschmerzen,
bereits chronisch sind.

# Aggression

Aggressive Kinder sind fordernd und frech, bekommen häufig Wutausbrüche, sind gewalttätig gegen andere, zerstören Sachen, zeigen schlechte schulische Leistungen und akzeptieren keine Grenzen. Heute ist die Aggression oft scheinbar sinn- und grenzenlos, etwa wenn Unterlegene – schon am Boden liegend – weiter mißhandelt werden.

Die Aggression eines Kindes kann durch das häusliche Klima ungewollt verstärkt werden. Eltern aggressiver Kinder leben in der dauernden Erwartung unerfreulicher Nachrichten. Diese – meist unbewußte – negative Grundhaltung der Eltern löst bei ihnen Schuldgefühle aus, so daß sie sich häufig inkonsequent verhalten: Auf impulsive Strafmaßnahmen folgen, von schlechtem Gewissen diktiert, Verharmlosung oder gar Resignation. Durch dieses widersprüchliche Verhalten wird die Eltern-Kind-Beziehung zunehmend belastet. Wird dies nicht rechtzeitig erkannt und geändert, ist eine Besserung kaum möglich; aggressives Verhalten ist um so schwerer zu verändern, je länger es andauert. Eltern sollten also möglichst frühzeitig – und ohne sich zu scheuen – therapeutische Hilfe in Anspruch nehmen.

**Ursachen für aggressives Verhalten**
- Geringes Selbstwertgefühl
- Vermeintliche Ablehnung
- Suche nach Zuwendung
- Grenzen werden nicht akzeptiert
- Gewalt als Problemlösungsmethode
- Leicht aufbrausende Eltern

*Aggression: von Eltern ungewollt verstärkt*

*Bach-Blüten-Basismischung für aggressive Kinder: Cherry Plum – Holly – Impatiens – Star of Bethlehem – Sweet Chestnut*

## Sofortmaßnahmen bei Aggression
- Die empfohlene Bach-Blütenmischung dient als Basismischung für aggressive Kinder, 4mal täglich 4 Tropfen aus dem Einnahmefläschchen (Seite 62). Je nach Aggressions-Ursache ergänzen Sie um die dort empfohlene Blütenessenz.
- Bei Aggressivität und ständiger Unzufriedenheit: Nux vomica D30, 1mal wöchentlich 1 Gabe (Seite 68).
- Bei Aggressivität mit ständigem Reden und Unruhe: Hyoscyamus D30, 1mal wöchentlich 1 Gabe (Seite 68).

• Bei Aggressivität, aber Ängstlichkeit im Dunkeln: Stramonium D30, 1mal wöchentlich 1 Gabe (Seite 68).

**Was in jedem Fall zu tun ist**
• Um die auf allen Seiten (Schule, Eltern, Kind) eingeschliffenen Reaktionsmuster zu verändern, ist fachmännische Beratung (Seite 88) der gesamten Familie erforderlich.
• Für aggressive Kinder generell: eine homöopathische Konstitutionsbehandlung (Seite 68).
• Lassen Sie Ihrem Kind genügend Zeit zum Spielen, zum Austoben oder zu sportlichen Aktivitäten.
• Loben und belohnen Sie angemessen bei jedem nicht aggressiven Verhalten. Die positive Verstärkung ist wichtig – ein Kind wiederholt das Verhalten, mit dem es Erfolg hatte.
• Lassen Sie sich durch aggressive Attacken Ihres Kindes nicht aus der Fassung bringen, bleiben Sie ruhig und gelassen (»Leicht aufbrausende Eltern«, Seite 21).
• Planen Sie jeden Tag Zeit ein, in der Ihr Kind von seinen Alltagsproblemen erzählen kann.
• Treffen Sie feste, altersgemäße Absprachen. Wenn sie nicht eingehalten werden, treten für das Kind vorher

*Eine Beratung sollte die gesamte Familie einbeziehen*

**Wie die Kriminalität an deutschen Schulen zunimmt**

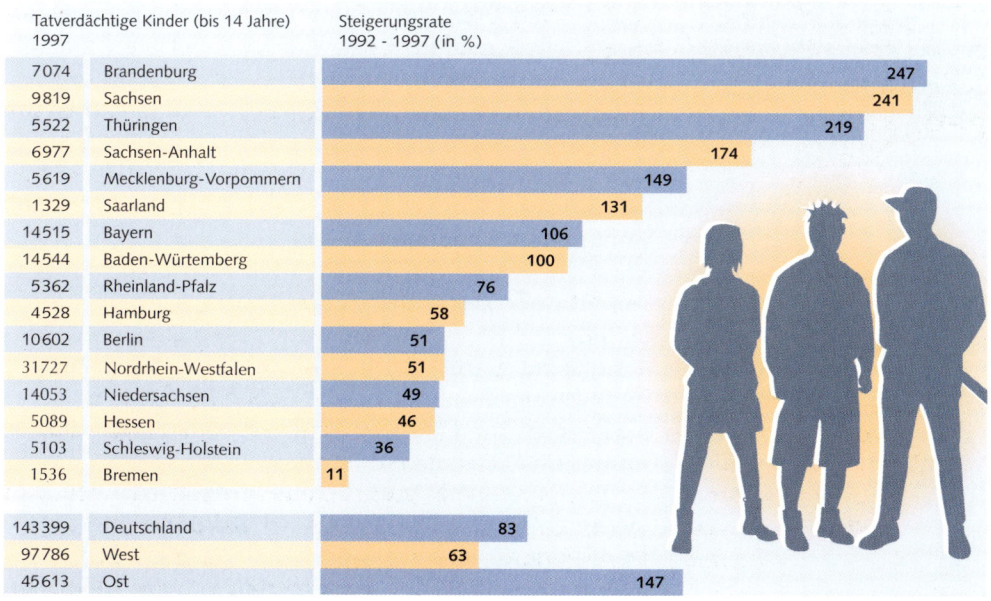

| Tatverdächtige Kinder (bis 14 Jahre) 1997 | | Steigerungsrate 1992 - 1997 (in %) |
| --- | --- | --- |
| 7074 | Brandenburg | 247 |
| 9819 | Sachsen | 241 |
| 5522 | Thüringen | 219 |
| 6977 | Sachsen-Anhalt | 174 |
| 5619 | Mecklenburg-Vorpommern | 149 |
| 1329 | Saarland | 131 |
| 14515 | Bayern | 106 |
| 14544 | Baden-Würtemberg | 100 |
| 5362 | Rheinland-Pfalz | 76 |
| 4528 | Hamburg | 58 |
| 10602 | Berlin | 51 |
| 31727 | Nordrhein-Westfalen | 51 |
| 14053 | Niedersachsen | 49 |
| 5089 | Hessen | 46 |
| 5103 | Schleswig-Holstein | 36 |
| 1536 | Bremen | 11 |
| 143399 | Deutschland | 83 |
| 97786 | West | 63 |
| 45613 | Ost | 147 |

**Beispiele für Konsequenzen**
- Zeitlich begrenzter Fernsehentzug
- Zeitlich begrenzter Verzicht auf eine andere angenehme Tätigkeit
- Mithilfe in Haushalt oder Garten

festgelegte Konsequenzen ein (Kasten). Selbst wenn das Kind laut wird, bleiben Sie ruhig; nehmen Sie die angekündigte Maßnahme nicht zurück.
- Wenn Ihr Kind durch sein Verhalten andere schädigt, sollte es an der Wiedergutmachung des Schadens beteiligt sein: Entweder durch Herausgabe eines gleichwertigen eigenen Spielzeugs oder – bei Neubeschaffung – durch einen Beitrag vom Taschengeld.
- Erziehen Sie Ihr Kind konsequent (Seite 30).

### Bei geringem Selbstwertgefühl
Einen Mangel an Selbstvertrauen Ihres Kindes erkennen Sie an seiner Unsicherheit und seiner Ängstlichkeit allem Neuem gegenüber.
- Ergänzen Sie die Basismischung (Seite 18) mit den Bach-Blüten Larch (zur Stärkung des Selbstvertrauens) und Mimulus (gegen Ängste und Unsicherheit).
- Zur Stärkung des Selbstvertrauens: Seite 84.

### Bei Gefühlen von Ablehnung
*Auch vermeintliche Ablehnung macht aggressiv*

Aggressive Kinder fühlen sich häufig nicht nur von ihren Schulkameraden oder Lehrern abgelehnt, sondern auch von ihren Eltern.
- Ergänzen Sie die Basismischung (Seite 18) mit der Bach-Blüte Willow (fühlt sich als Opfer und ungerecht behandelt).

### Bei Suche nach Zuwendung
Vor allem Kinder von berufstätigen Eltern oder Kinder mit jüngeren Geschwistern fühlen sich leicht vernachlässigt.
- Ergänzen Sie die Basismischung (Seite 18) mit den Bach-Blüten Beech (kann die eigene Situation besser akzeptieren) und Heather (kann besser ertragen, nicht immer im Mittelpunkt zu stehen).

### Wenn Grenzen nicht akzeptiert werden
Für Kinder, denen zu Hause alle Freiheiten und Rechte gewährt werden, ist es schwierig, sich in der Schule an

Grenzen zu gewöhnen (Seite 52). Sie können rücksichtslos und egoistisch werden.
• Ergänzen Sie die Basismischung (Seite 18) mit der Bach-Blüte Vine (ist rechthaberisch, will seinen Willen durchsetzen).

### Bei Gewalt als Problemlösung
• Lesen Sie: »Familienprobleme« (Seite 26).

### Bei leicht aufbrausenden Eltern
Wenn Eltern bei Auseinandersetzungen sich zu sehr aufregen, laut oder gar handgreiflich werden, werten Kinder dies als Schwäche. Sie werden versuchen, ihren eigenen Willen immer ungebremster durchzusetzen. Reagieren Sie deshalb ruhig und gelassen; schicken Sie Ihr widerspenstiges Kind erst einmal aus dem Zimmer. Es kann wiederkommen, wenn es sich beruhigt hat. Bleiben Sie souverän, damit Ihr Kind Sie akzeptiert und sich bei Ihnen sicher fühlt.
• Damit Eltern in schwierigen Situationen gelassener bleiben, etwaige Schuldgefühle abbauen und die Situation besser ertragen: die Bach-Blütenmischung Beech – Elm – Holly – Impatiens – Pine, 4mal täglich 4 Tropfen aus dem Einnahmefläschchen (Seite 62).

*Wenn Eltern Schwäche zeigen, setzt das Kind seinen Willen durch*

# Ängstlichkeit und Schüchternheit

Angst und Unsicherheit bei Kindern zeigen sich entweder für jeden erkennbar im Verhalten oder versteckt in körperlichen Beschwerden: Das Kind traut sich nichts zu, wird leicht rot, verhält sich angepaßt in fremder Umgebung, hat Lampenfieber und Angst zu versagen, schreibt schlechte Schulnoten, beteiligt sich nicht am Unterricht, hat wenig Kontakt zu Kindern, läßt sich leicht von anderen unterdrücken oder hat körperliche Beschwerden wie Appetitlosigkeit, Schlafstörungen, Bauch- und Kopfschmerzen. Kindliche Ängste beruhen meist auf mangelndem Selbstvertrauen und Minderwertig-

### Ursachen für Ängstlichkeit und Schüchternheit
• Negative Erfahrungen
• Überbehütende oder unsichere Eltern
• Überkritische oder ehrgeizige Eltern

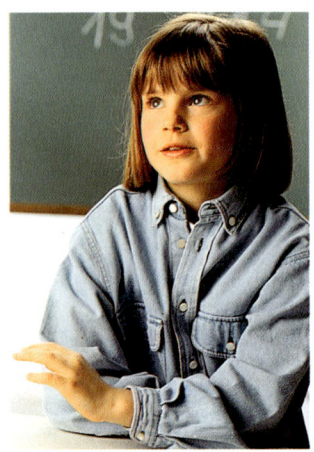

**Ängstlichkeit ist zu Hause oft nicht erkennbar.**

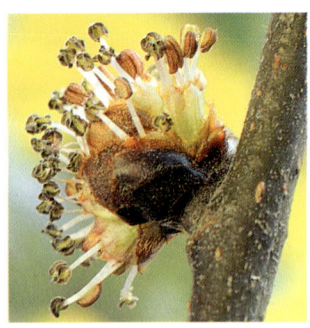

**Die Blüte der Ulme (Bach-Blüte Elm) hilft bei Lampenfieber.**

keitsgefühlen, die durch besondere Erfahrungen des Kindes (Kasten Seite 21) geprägt werden.
Eltern von ängstlichen oder schüchternen Kindern können oft nicht glauben, daß ihrem Kind Selbstvertrauen fehlt, denn zu Hause oder bei Freunden verhält es sich herausfordernd, laut und wenig angepaßt. Doch genau das entspricht dem Bild: Kinder mit mangelndem Selbstvertrauen äußern sich nur, wenn sie sich sicher fühlen.

### Sofortmaßnahmen bei Ängstlichkeit und Schüchternheit

• In akuten Angstsituationen wie vor Schulaufgaben oder Prüfungen: Notfall-Tropfen (Seite 63).
• Zum Abbau von Ängsten, zur Stärkung des Selbstvertrauens: die Bach-Blütenmischung Centaury – Gentian – Larch – Mimulus – Rock Rose, 4mal täglich 4 Tropfen aus dem Einnahmefläschchen (Seite 62).
• Bei Versagensängsten und starkem Lampenfieber: Beginnen Sie 3 bis 4 Wochen vor dem Ereignis mit der Bach-Blütenmischung Elm – Gentian – Honeysuckle – Larch – Mimulus – Rock Rose, 4mal täglich 4 Tropfen aus dem Einnahmefläschchen (Seite 62).
• Wenn Ihr Kind ängstlich, teilnahmslos ist: Acidum phosphoricum D6, 3mal täglich 1 Gabe (Seite 68).
• Ihr Kind ist in Prüfungen blockiert und weiß nichts mehr, streicht Richtiges aus und verbessert mit Falschem: Anarcardium orientale D30, 1mal wöchentlich 1 Gabe (Seite 68).
• Bei besonders großer Angst vor Prüfungen: Argentum nitricum D12, 2mal täglich 1 Gabe (Seite 68).
• Wenn Ihr Kind ängstlich, dünn, blaß ist: Calcium phosphoricum D12, 2mal täglich 1 Gabe (Seite 68).
• Bei genereller Neigung zu Prüfungsängsten, innerem Zittern vor Anspannung: Gelsemium D12, 2mal täglich 1 Gabe (Seite 68).
• Für Kinder, die zart, schüchtern, ängstlich und enorm kälteempfindlich sind: Silicea D12, 2mal täglich 1 Gabe (Seite 68).

### Was in jedem Fall zu tun ist

• Die wichtigste Maßnahme ist die Stärkung des kindlichen Selbstvertrauens (Seite 84).

• Für alle ängstlichen und schüchternen Kinder:
homöopathische Konstitutionsbehandlung (Seite 68).

**Bei negativen Erfahrungen**
Negative Erfahrungen können bei Kindern Ängste ver-
ursachen oder verstärken. Wenn ein Kind eine schlechte Note geschrieben hat und zur eigenen Enttäu-
schung noch die der Eltern spürt, gerät es in den
Zwang, beim nächsten Mal besser zu sein. Dies setzt
nicht nur sensible Kinder unter Streß: Beim nächsten
Test arbeitet das Kind wie mit einem »Brett vorm
Kopf« (Denkblockade) und erinnert sich selbst an gut
gelernte Sachverhalte nicht mehr. Das Ergebnis ist
erneut eine schlechte Note, und die Versagensangst
nimmt zu.

*Versagensangst führt
zu Denkblockaden*

• Zeigen Sie Ihrem Kind, daß Sie die schlechte Note
zwar bedauern, es aber unabhängig davon lieben und
seinen Wert nicht an Leistungen messen (Seite 84).
• Zur Überwindung der negativen Erfahrungen und als
Vorbereitung auf die Prüfungssituation: die Bach-Blü-
tenmischung Elm – Gentian – Honeysuckle – Larch –
Mimulus – Rock Rose, 4mal täglich 4 Tropfen aus dem
Einnahmefläschchen (Seite 62).

**Gute Erfahrungen mit den
Eltern verhindern Ängste.**

**Bei überbehütenden und
unsicheren Eltern**
Wohlgemeinte Fürsorge
kann Eltern dazu verleiten,
ihrem Kind schwierige Si-
tuationen zu ersparen. Nicht
selten erleben Kinder dies als
mangelndes Vertrauen in
ihre Fähigkeiten und ent-
wickeln zu wenig Selbstwertgefühl. Spüren Kinder, daß
ihre Eltern besorgt und unsicher sind, dann reagieren
auch sie mit Ängstlichkeit
und Unsicherheit. In gleicher
Weise überträgt sich eine
pessimistische Einstellung
der Eltern zum Leben oder
zur Schule.

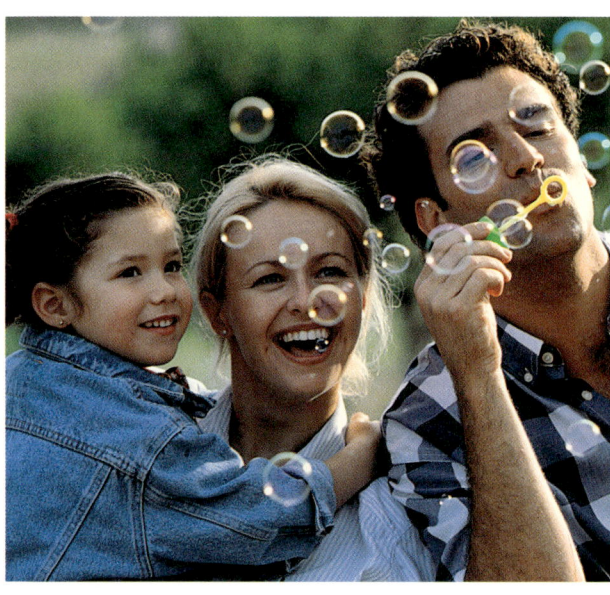

*Eigene Ängste abbauen*

• Helfen Sie Ihrem Kind, indem Sie Ihre eigenen Ängste erkennen und gegebenenfalls mit therapeutischer Unterstützung abbauen. Lernen Sie positiv zu denken, Kurse an den Volkshochschulen und Bücher (Seite 91) können Ihnen dabei helfen.

• Für Eltern, die sich sehr um ihr Kind sorgen: Nehmen Sie die Bach-Blütenmischung Chicory – Gentian – Honeysuckle – Mimulus – Red Chestnut, 4mal täglich 4 Tropfen aus dem Einnahmefläschchen (Seite 62).

**Bei überkritischen oder ehrgeizigen Eltern**

Allen Eltern liegt das Wohlergehen Ihres Kindes am Herzen. Vor allem in einer Zeit, in der Ausbildungs- und Arbeitsplätze rar sind, versuchen Eltern ihr Kind zu besonders guten Leistungen anzuhalten. Leider werden dabei die Möglichkeiten der Kinder manchmal überschätzt und schlechte Ergebnisse mit reichlich Kritik oder gar Strafen quittiert. Dies kann bei Kindern zu Versagensängsten oder zu Leistungsverweigerung führen.

*Überforderung drängt das Kind in Versagensangst oder Leistungs- verweigerung*

• Bei Versagensängsten: »Sofortmaßnahmen« (Seite 22).

• Bei Leistungsverweigerung: »Faulheit« (Seite 31).

• Wenn Sie unsicher sind, was Ihr eigenes Verhalten angeht: »Hilfe durch Beratung« (Seite 88).

• Wenn Sie weniger kritisieren und mehr loben wollen: die Bach-Blütenmischung Beech – Chicory – Holly – Impatiens – Red Chestnut, 4mal täglich 4 Tropfen aus dem Einnahmefläschchen (Seite 62).

• Lesen Sie weiter zum Thema »Erwartungen abbauen« auf Seite 83.

# Bauchbeschwerden

*Bauchbeschwerden: gehäuft vor Prüfungen*

Unregelmäßig auftretende Bauchbeschwerden, die keinen erkennbaren Grund haben, sind ein häufiges Symptom bei Schulkindern. Besonders morgens, vor Schulaufgaben oder anderen Prüfungen sowie bei Schulbeginn nach den Ferien klagen sie über Bauchschmerzen oder Durchfall. Diese Beschwerden können körperlich und psychisch bedingt sein (Kasten Seite 25).

## Sofortmaßnahmen bei Bauchbeschwerden

• Im akuten Fall: Geben Sie Ihrem Kind Notfall-Tropfen (Seite 63) und 10 Tabletten Magnesium phosphoricum D6, aufgelöst in 1/8 Glas heißem Wasser, in kleinen Schlucken austrinken lassen.

Diese drei homöopathischen Mittel (Seite 67) zeigen erst nach 3 bis 4 Wochen eine dauerhafte Wirkung:
• Wenn sich die Bauchschmerzen beim Stilliegen bessern: Cuprum D4, 3mal täglich 1 Gabe.
• Bei Durchfall mit Durstlosigkeit: Gelsemium D12, 2mal täglich 1 Gabe.
• Bei Durchfall mit vielen Darmgeräuschen: Argentum nitricum D12, 2mal täglich 1 Gabe.
• Als Trost und zur Stabilisierung: Bach-Blütenmischung Beech – Heather – Larch – Star of Bethlehem – Willow, 4mal täglich 4 Tropfen aus dem Einnahmefläschchen (Seite 62).

### Ursachen für Bauchbeschwerden
• Organische Ursachen
• Unsicherheit und Angst
• Bedürfnis nach Liebe und Zuwendung
• Familienprobleme

## Was in jedem Fall zu tun ist

• Lassen Sie vom Arzt klären, ob die Beschwerden von Entzündungen (Blase oder Blinddarm), Würmern oder einer durch Antibiotika (Seite 80) oder falsche Ernährung (Seite 77) geschädigten Darmflora herrühren.
• Ist Ihr Kind körperlich gesund, sind die Beschwerden ein Hilferuf der kindlichen Seele. Wenn Sie nicht wissen, welche psychische Notsituation vorliegt, sprechen Sie behutsam mit Ihrem Kind (Seite 85) und gegebenenfalls mit dem Lehrer (Seite 87).
• Scheuen Sie sich bitte nicht, therapeutische Hilfe in Anspruch zu nehmen (Seite 89).

### ■ Zum Arzt

*um organische Ursachen auszuschließen*

## Bei Angst und Unsicherheit

Ängste, die Bauchschmerzen oder Durchfall auslösen können, sind meist Ängste vor Schulaufgaben, vor schlechten Noten, sich im Unterricht zu blamieren, die Eltern zu enttäuschen oder vor Ablehnung.
• Wenn Kinder auf Sorgen und Ängste mit Bauchbeschwerden reagieren, ist eine homöopathische Konstitutionsbehandlung (Seite 68) anzuraten.

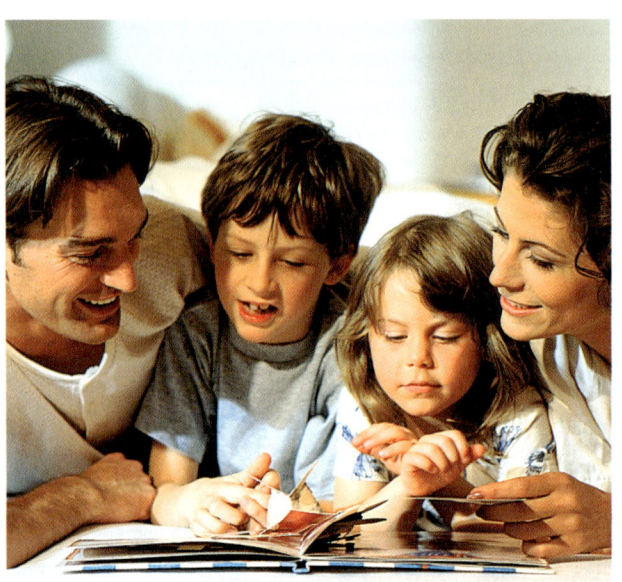

Gemeinsam spielen, zusammen lachen – auch das führt zur Harmonie in der Familie.

• Lesen Sie mehr über »Ängstlichkeit und Schüchternheit« (Seite 21) und nehmen Sie bitte, gegebenenfalls therapeutische Hilfe (Seite 89) in Anspruch.

**Bei Bedürfnis nach Liebe und Zuwendung**
Gelegentlich haben Kinder mit jüngeren Geschwistern das Gefühl, nur noch »zweite Wahl« zu sein und ziehen sich in sich zurück – das kann auch zu Bauchschmerzen führen.
• Die Schmerzen verschwinden oft, wenn Sie sich Zeit für Ihr Kind nehmen, geduldiger mit ihm umgehen und ihm deutlicher Ihre Zuneigung zeigen.
• Lesen Sie »Familienprobleme« (unten).
• Zum Trost und zur Stabilisierung für Ihr Kind: die Bach-Blütenmischung Beech – Heather – Larch – Star of Bethlehem – Willow, 4mal täglich 4 Tropfen aus dem Einnahmefläschchen (Seite 62).

**Bei Überforderung**
• Lesen Sie weiter bei »Faulheit« (Seite 31).

## Familienprobleme

Weit empfindsamer als sich die Eltern vorstellen können, reagieren Kinder auf Schwierigkeiten in der Familie. Sie sind häufig die eigentlichen Ursachen für Beschwerden wie Schlafstörungen, Kopf- oder Bauchschmerzen, Aggressivität, hyperaktives Verhalten, Leistungsverweigerung, Verschlossenheit, Konzentrationsmangel, ständigen Streit zwischen Geschwistern. Die besondere Problematik von Familienschwierigkeiten liegt darin, daß Kinder zwar betroffen sind, jedoch selbst nichts ändern können. Auch die Eltern sind

äußerer Zwänge wegen in ihrer Handlungsfreiheit oft ein-
geschränkt. Wohl wissend, daß
solche Situationen oftmals
ausweglos erscheinen, möchte
ich Ihnen dennoch Möglichkeiten aufzeigen, die Ihnen
und Ihrem Kind das Leben erleichtern können.

> **Ursachen für Familienprobleme**
> - Überlastung der Eltern
> - Spannungen zwischen den Eltern
> - Trennung der Eltern
> - Zu strenge Erziehung
> - Inkonsequente Erziehung
> - Eifersucht zwischen Geschwistern

### Sofortmaßnahmen bei Familienproblemen
- Wenn Sie im Augenblick nicht mehr weiterwissen: Notfall-Tropfen (Seite 63) machen Sie innerlich ruhiger und gelassener.
- Manchen Menschen tut es gut, und es verhilft ihnen zu mehr Klarheit, wenn sie mit guten Freunden über ihre Probleme sprechen.

**Eifersucht und ständiger Streit mit Geschwistern macht auch Kindern Sorgen.**

### Was Sie in jedem Fall tun können
- Scheuen Sie sich nicht, Hilfe zu suchen und anzunehmen. Es gibt Situationen, aus denen man alleine nicht mehr herausfindet. Wenn Sie bei Ihrem Kind körperliche Beschwerden feststellen, die keine organische Ursache haben, oder schwieriges Verhalten wie auffällige Aggressivität, so wenden Sie sich bitte an eine Beratungsstelle (Seite 89).

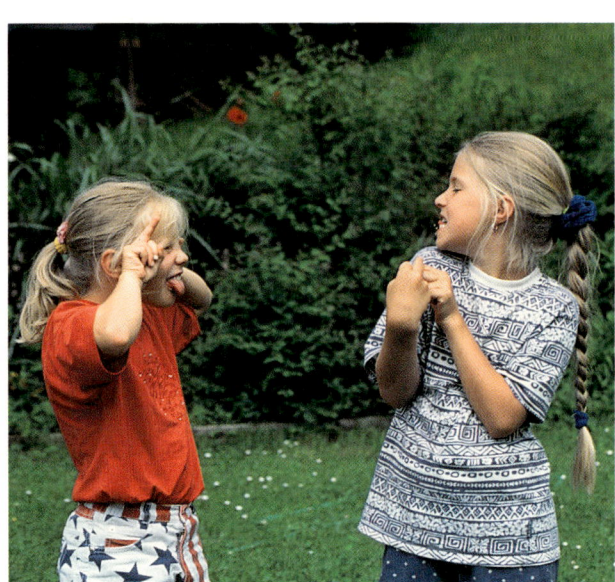

### Wenn Eltern überlastet sind
Nicht selten müssen heute für das Auskommen einer Familie Vater und Mutter berufstätig sein. Vor allem Mütter und Alleinerziehende, die zusätzlich zum Beruf den Haushalt versorgen, sind durch ihre Situation sehr belastet und reagieren manchmal schneller als andere Eltern ungeduldig oder gereizt auf Probleme. Sensible Kinder empfinden solche Situationen als ungerechte

Behandlung oder mangelnde Zuneigung. Dauert der Zustand an, führt er zu den genannten Symptomen, die sich bei grundlegender Änderung der Familiensituation auch beheben lassen.

*Erkennen Sie den Zusammenhang mit Ihrer Situation*

• Erkennen Sie die Zusammenhänge zwischen den Beschwerden des Kindes und Ihrer Situation oder Ihrem Verhalten. Hilfe bieten Beratungsstellen (Seite 89).
• Zur Unterstützung erschöpfter und gestreßter Eltern: die Bach-Blütenmischung Beech – Holly – Impatiens – Olive – Pine, 4mal täglich 4 Tropfen aus dem Einnahmefläschchen (Seite 62).
• Zur Unterstützung der Kinder von überlasteten Eltern: die Bach-Blütenmischung Holly – Larch – Sweet Chestnut – Star of Bethlehem – Willow, 4mal täglich 4 Tropfen aus dem Einnahmefläschchen (Seite 62).

## Spannungen zwischen den Eltern

Wenn Spannungen zwischen Ehepartnern zur Regel werden, ist dies für die meisten Kinder eine große Belastung. Als Reaktion darauf neigen sie zu Ängstlichkeit, Gewalttätigkeit und Aggressivität.
• Bemühen Sie sich um professionelle Hilfe (Seite 89).
• Bei auffälliger Ängstlichkeit oder Aggressivität lesen Sie bitte »Ängstlichkeit und Schüchternheit« (Seite 21) sowie »Aggression« (Seite 18).
• Um Gereiztheit und Aggressivität bei Eltern und Kind abzubauen: für alle Beteiligten die Bach-Blüte Holly, 4mal täglich 4 Tropfen aus dem Einnahmefläschchen (Seite 62).
• Für mehr gegenseitiges Verstehen und Tolerieren: für alle Beteiligten die Bach-Blüte Beech, 4mal täglich 4 Tropfen aus dem Einnahmefläschchen (Seite 62).

## Eifersucht zwischen Geschwistern

*Eifersucht aus Angst, die Liebe der Eltern zu verlieren*

Nicht selten sind Kinder eifersüchtig auf ihre jüngeren Geschwister. Durch die Geburt des jüngeren fürchtet das ältere Kind, die Liebe der Eltern zu verlieren, und fühlt sich ungerecht behandelt. Typische Reaktionen darauf sind versteckte oder offene Aggressivität, Ängste und ein Verlust des Selbstwertgefühls. Sie können Ihrem Kind helfen und verhindern, daß sich diese Gefühle überhaupt entwickeln, wenn Sie die folgenden Empfehlungen beachten:

• Unternehmen Sie hin und wieder etwas alleine mit dem älteren Kind.

• Nehmen Sie sich auch für das ältere Kind die Zeit zum Schmusen.

*Nehmen Sie sich Zeit für das eifersüchtige Kind*

• Räumen Sie dem älteren Kind altersgemäße Rechte ein, die das jüngere noch nicht hat, zum Beispiel länger aufbleiben, fernsehen.

• Verwenden Sie dem älteren Kind gegenüber nie das Argument »Du bist der/die Ältere«, wenn es bei einem Streit um Nachgeben oder einen Verzicht geht.

• Um Eifersucht, Minderwertigkeitsgefühl und Kummer zu überwinden: die Bach-Blütenmischung Beech – Holly – Larch – Sweet Chestnut – Star of Bethlehem, 4mal täglich 4 Tropfen aus dem Einnahmefläschchen (Seite 62).

• Helfen Sie dem eifersüchtigen Kind mit einer homöopathischen Konstitutionsbehandlung (Seite 68).

• Bei kontaktscheuem und verschlossenem Kind: Natrium muriaticum D30, 1mal wöchentlich 1 Gabe (Seite 68).

• Wenn das Kind schnell beleidigt reagiert: Ignatia D30, 1mal wöchentlich 1 Gabe (Seite 68).

## Trennung der Eltern

Kinder lieben grundsätzlich beide Elternteile. Sie können deshalb eine Trennung nur schwer oder gar nicht verstehen und akzeptieren. Aus der Position, hilflos zwischen Mutter und Vater hin- und hergerissen zu werden, können sich Wut und Kummer, aber auch Minderwertigkeits- und Verlassenheitsgefühle entwickeln, die schließlich zu körperlichen Beschwerden, Entwicklungs- oder Verhaltensstörungen führen. Bauchschmerzen, Nägelbeißen, Aggressivität oder Verlustängste sind Beispiele dafür.

*Kinder lieben beide Elternteile*

• Wenn sich nach Ihrer Trennung das Verhalten Ihres Kindes ändert, sollten Sie kompetenten Rat suchen (»Hilfe durch Beratung«, Seite 88).

• Trost für „Trennungskinder": die Bach-Blütenmischung Beech – Holly – Mimulus – Pine – Star of Bethlehem, 4mal täglich 4 Tropfen aus dem Einnahmefläschchen (Seite 62).

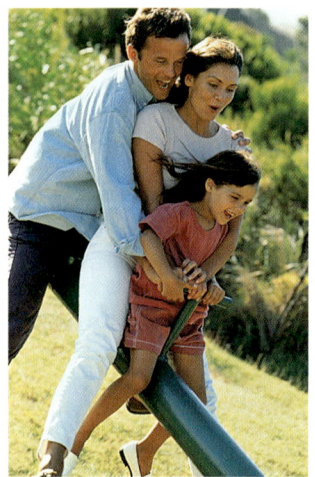

*Gemeinsamer Spaß ist ein wichtiger Bestandteil der Kindererziehung.*

## Zu strenge Erziehung

Kinder reagieren individuell auf die Erziehung ihrer Eltern. Deshalb kann auch eine gut gemeinte Erziehung manchmal zu streng sein. Sind Eltern in diesem Punkt unaufmerksam, schädigen sie das Selbstwertgefühl ihres Kindes nachhaltig, weil es lernt:
• Nur wer folgsam ist, bekommt Zuwendung.
• Es hat unangenehme Konsequenzen, einen eigenen Willen zu haben.
• Negative Gefühlsregungen wie Wut oder Aggression sind unerwünscht.
Als Erwachsene sind diese Menschen meist ängstlich, überangepaßt und leicht beeinflußbar. Sie lassen sich ausnutzen und können nicht gut »Nein« sagen. Als Kinder reagieren sie oft verstärkt aggressiv, um ihre aufgestauten Wutgefühle loszuwerden. Andere schlucken diese Gefühle hinunter und können dadurch Bauchweh oder andere Beschwerden bekommen.
• Für Eltern ist es schwierig zu erkennen, ob sie ihre Kinder zu streng erziehen. Deshalb ist ein offenes Gespräch darüber mit ehrlichen Freunden, aber auch mit Freunden des Kindes empfehlenswert.
• Damit Eltern, die vielleicht zu streng sind, lockerer werden: die Bach-Blütenmischung Beech – Chicory – Holly – Impatiens – Vine, 4mal täglich 4 Tropfen aus dem Einnahmefläschchen (Seite 62).
• Zu streng erzogene Kinder, die mit den genannten Symptomen reagieren, fühlen sich besser mit der Bach-Blütenmischung Beech – Holly – Larch – Star of Bethlehem – Willow, 4mal täglich 4 Tropfen aus dem Einnahmefläschchen (Seite 62).

*Elternliebe schützt vor Fehlern nicht: Oft bleibt die Konsequenz in der Erziehung auf der Strecke*

## Inkonsequente Erziehung

Erziehung beruht auf den Grundpfeilern Liebe und Konsequenz. Gerade bei großer Elternliebe mangelt es oft an Konsequenz in der Erziehung. Das Einhalten selbst aufgestellter Regeln kann nämlich anfangs auch für die Eltern recht anstrengend sein, ist aber wichtig für eine gesunde psychische Entwicklung des Kindes.
• Achten Sie deshalb stets darauf, daß altersgemäße Regeln und Grenzen eingehalten werden, zum Beispiel beim Schlafengehen, beim Fernsehen, bei den Pflichten des Kindes.

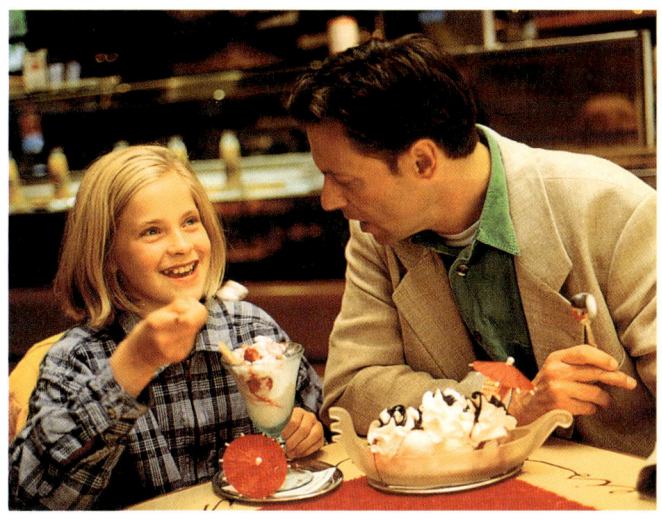

Halten Sie Versprechen stets ein, auch wenn es gerade nicht in Ihren Terminkalender »paßt«.

• Halten Sie Versprechen, die Sie Ihrem Kind gegeben haben, stets ein. Kinder müssen ihre Eltern glaubwürdig erleben, damit sie sich sicher fühlen und selbst Versprechen einhalten.

• Ihr »Nein« muß ein »Nein« bleiben, selbst bei lautstarkem Protest. Wenn Sie nachgeben, lernen Kinder sehr schnell, daß sie nur lange genug Druck ausüben müssen, um sich durchzusetzen.

• Zur Unterstützung Ihrer konsequenten Haltung: die Bach-Blütenmischung Centaury – Elm – Olive – Pine – Scleranthus, 4mal täglich 4 Tropfen aus dem Einnahmefläschchen (Seite 62).

• Leere Drohungen provozieren Kinder zum Weitermachen. Wenn Sie eine Maßnahme ankündigen, muß sie auch erfolgen. Überlegen Sie deshalb vorher, ob die Maßnahme angemessen und in der angekündigten Form durchführbar ist.

## Faulheit

Eltern von scheinbar »faulen« Kinder klagen darüber, daß sich ihre Kinder vor den Hausaufgaben drücken, sie unzureichend erledigen, »null Bock« aufs Lernen haben und nur unter Druck überhaupt etwas tun. Nun ist wichtig zu wissen, daß ähnliche Verhaltensweisen

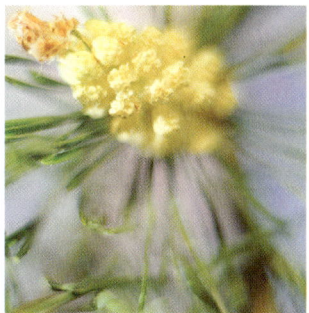

Die Blüte der Föhre (Bach-Blüte Pine) – hilft bei Schuldgefühlen.

**Ursachen für Motivationsverlust**
• Mißerfolgserlebnisse, mangelnde Anerkennung, Entmutigung
• Überforderung
• Unterforderung
• Schlechter Unterricht
• Zu wenig Freizeit

auch bei Kindern zu beobachten sind, die nicht faul, sondern müde, voller Sorgen und erschöpft sind. Deshalb sollten Sie zunächst die Ursachen der vermeintlichen Faulheit klären. Vergleichen Sie dazu »Müdigkeit und Erschöpfung« (Seite 49) und »Lernprobleme« (Seite 47).

*Faule Kinder gibt es nicht*

Faule Kinder gibt es nämlich nicht, sondern nur in ihrer Motivation beeinträchtigte Kinder. Sie haben keinen Spaß an Herausforderungen, es erscheint ihnen nicht sinnvoll, sich für etwas anzustrengen. Die kindliche Motivation kann durch bestimmte Erfahrungen (Kasten) verlorengehen.

### Sofortmaßnahmen bei »Faulheit«
• Versuchen Sie in einem Gespräch mit Ihrem Kind (Seite 85) herauszufinden, wo das Problem liegt.
• Verabreden Sie ein Gespräch mit dem Lehrer (Seite 87) und erörtern Sie mögliche Ursachen für einen Motivationsverlust in der Schule.
• Suchen Sie einen Schulpsychologen auf (Seite 88). Er kann Ihnen helfen, die Hintergründe der vermeintlichen Faulheit Ihres Kindes zu entdecken.

### Was in jedem Fall zu tun ist
• Faulheit ist keine Eigenschaft des Kindes, sondern hat mit der Reaktionsweise auf äußere Einflüsse zu tun. Deshalb ist eine homöopathische Konstitutionsbehandlung zu empfehlen (Seite 68).

### Bei Mißerfolgserlebnissen, mangelnder Anerkennung, Entmutigung

*Lob und Anerkennung sind wichtig für das Selbstvertrauen*

Kinder, vor allem in der Grundschule, lernen nicht für sich, sondern für Eltern und Lehrer. Bleiben von diesen Bezugspersonen Lob und Anerkennung für seine Leistungen aus, verliert das Kind nicht nur die Lust am Arbeiten und Lernen, sondern auch sein Selbstvertrauen.
• Stärken Sie deshalb das Selbstvertrauen Ihres Kindes (Seite 84).

• Unterstützen Sie Ihr Kind mit der Bach-Blütenmischung Gentian – Honeysuckle – Larch – Mimulus – Star of Bethlehem – Wild Rose, 4mal täglich 4 Tropfen aus dem Einnahmefläschchen (Seite 62).
• Ermutigen Sie Ihr Kind mit Lob, erkennen Sie bereits seine Bemühungen an, nicht nur gute Noten. Manches Kind muß sich für Note Drei mehr anstrengen, als ein anderes für eine Eins.
• Unterstützen Sie Ihren Vorsatz, in Zukunft mehr zu loben, mit der Bach-Blütenmischung Beech – Chicory – Holly – Impatiens, 4mal täglich 4 Tropfen aus dem Einnahmefläschchen (Seite 62).

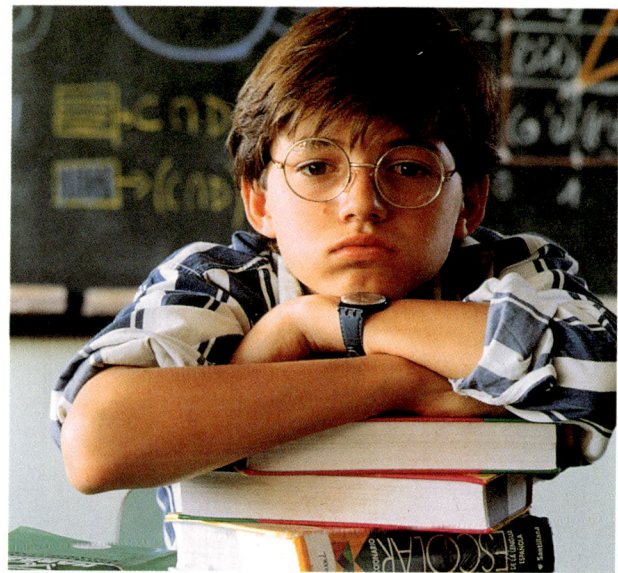

**Ohne Selbstvertrauen läuft gar nichts.**

### Bei Überforderung durch die Eltern

Nicht selten neigen Eltern dazu, ihre Kinder zu überschätzen und mehr von ihnen zu erwarten, als deren Fähigkeiten zulassen. Kinder, von denen dauernd zu viel verlangt wird, reagieren mit Versagensängsten und dem Gefühl: »Auch wenn ich mich noch so sehr anstrenge, ich kann es nicht schaffen«.
• Überprüfen Sie bitte Ihre Erwartungen an Ihr Kind (»Erwartungen abbauen«, Seite 83).
• Nehmen Sie zur Unterstützung Ihrer Bemühungen: die Bach- Blütenmischung Beech – Chicory – Gentian – Impatiens – Vine (Seite 62).
• Bei Motivationsverlust durch Überforderung hilft Ihrem Kind: die Bach-Blütenmischung Elm – Gentian – Larch – Mimulus – Wild Rose (Seite 62).
• Bei Denkblockaden durch jede Form der Überforderung oder Streß: die kinesiologischen Übungen 1 und 6. Sie verbessern das Ergebnis, wenn Sie alle sechs Übungen in der angegebenen Reihenfolge durchführen (Seite 74).
• Lesen Sie »Das Selbstvertrauen stärken« (Seite 84).

**Die Bach-Blüte Chicory (Wegwarte) unterstützt beim Loslassen des Kindes.**

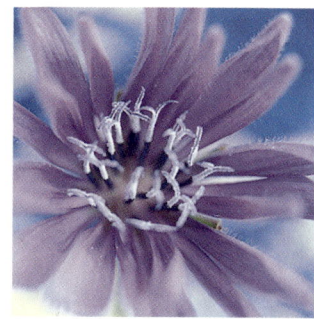

### Bei Überforderung durch die Schule

Wenn die Fähigkeiten eines Kindes scheinbar nicht ausreichen, um den Anforderungen der Schule gerecht zu werden, können dem auch andere Ursachen zugrunde liegen wie nicht erkannte Legasthenie, Unreife, Probleme mit Lehrern oder Mitschülern.

• Bei Motivationsverlust durch Überforderung: die Bach-Blütenmischung Elm – Gentian – Larch – Mimulus – Wild Rose (Seite 62).

*Der Lehrer kann Sie beraten*

• Nehmen Sie zur Klärung der Situation Kontakt mit dem Lehrer auf (Seite 87). Besprechen Sie denkbare Lösungsmöglichkeiten wie ein freiwilliges Zurücktreten in die vorherige Klasse oder einen Schulwechsel.

• Bei Legasthenie: »Lernprobleme«, Seite 47.

• Bei Unreife: »Hilfe durch Beratung«, Seite 88.

• Bei Problemen mit Lehrern oder Mitschülern: Seite 51.

### Bei Überforderung durch Wissenslücken

Wissenslücken, zum Beispiel entstanden durch Krankheit, Umzug oder Schüleraustausch, führen spätestens dann zur Überforderung, wenn sie zu schließen sind, während der Unterricht weiterläuft, also weiterer Lehrstoff aufgenommen werden muß.

*Nachhilfe besser nicht von Familienmitgliedern*

• Unterstützen Sie Ihr Kind vorübergehend mit Nachhilfestunden. Besser geeignet als ein Familienmitglied sind zum Beispiel ältere Schüler oder Studenten, die dem Kind gegenüber emotional unbelastet und somit geduldiger sind. Adressen erhalten Sie im Sekretariat der Gymnasien oder an den Universitäten.

• Wenn Sie selbst die Nachhilfe geben: Die Bach-Blütenmischung Beech – Holly – Impatiens – Vine, 4mal täglich 4 Tropfen aus dem Einnahmefläschchen (Seite 62), kann zu mehr Geduld und Gelassenheit verhelfen.

• Befreien Sie Ihr Kind für die Zeit des Nachholens von häuslichen oder anderen Pflichten.

• Unterstützen Sie Ihr Kind mit Bach-Blüten wie bei »Überforderung durch die Eltern« (Seite 33).

### Bei Unterforderung

Kinder mit überdurchschnittlicher Intelligenz empfinden den Unterricht und die damit verbundenen Aufgaben schnell als banal und langweilig. Sie verlieren das

Interesse und die Motivation, etwas zu tun. Wenn Sie den Eindruck haben, daß dies auf Ihr Kind zutrifft:
• Informieren Sie sich genauer über die Folgen von Motivationsverlust (»Faulheit«, Seite 31).
• Führen Sie ein Gespräch mit dem Lehrer (Seite 87), und lassen Sie die Intelligenz Ihres Kindes testen. Gegebenenfalls kann es eine Klasse überspringen oder erhält Hochbegabten-Förderung.

*Lassen Sie bei Verdacht auf Unterforderung die Intelligenz testen*

### Bei schlechtem Unterricht
Kinder können die Lust am Lernen auch durch einen langweiligen Unterricht oder nicht kindgerecht aufbereiteten Lehrstoff verlieren.
• Besprechen Sie, am besten nach Kontakt mit anderen Eltern, das Problem mit dem Lehrer (Seite 87).

### Bei zu wenig Freizeit
• Lesen Sie »Zu wenig Freizeit« (Seite 51).

## Hausaufgabenprobleme

Hausaufgaben sollen den in der Schule besprochenen Lehrstoff vertiefen und Kindern helfen, selbständiges Arbeiten zu erlernen. Lehrer können anhand der Qualität der Hausaufgaben den Leistungsstand ihrer Schüler erkennen. Diese Ziele werden nicht erreicht, wenn Eltern bei den Hausaufgaben helfen, etwa weil ihre Kinder nicht anfangen wollen, trödeln, schlampig arbeiten, die Hälfte vergessen oder nur etwas tun, wenn jemand daneben sitzt. Für derartige Probleme gibt es viele Ursachen (Kasten), es können sich massive Lernstörungen ebenso dahinter verbergen wie einfach das Fehlen eines geeigneten Arbeitsplatzes.

**Ursachen für Hausaufgabenprobleme**
• Schulische Gründe
• Anlaufschwierigkeiten und Trödeln
• Das Kind ist zu langsam
• Überforderung
• Konzentrationsschwierigkeiten
• Mangelnde Motivation
• Hyperaktivität
• Schreib-, Lese- oder Rechenschwäche
• Müdigkeit oder Erschöpfung
• Ungeeigneter Arbeitsplatz
• Gereizte und gestreßte Eltern
• Falsche Aufgabenüberwachung
• Arbeitet nur mit Druck der Eltern
• Zu viel Kritik und zu wenig Lob
• Zu wenig Freizeit

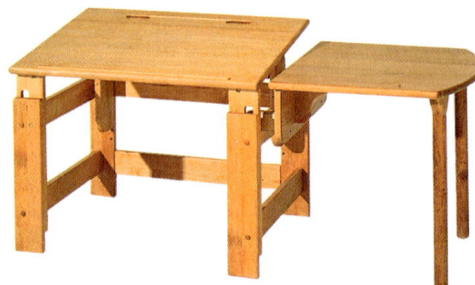

**Kindgerechter Schreibtisch**

**Die Probleme mit Haus-
aufgaben haben ihre
Ursache oft in der Schule.**

### Sofortmaßnahmen bei Hausaufgaben-problemen

• Stellen Sie gemeinsam mit Ihrem Kind einen Arbeitsplan für die Hausaufgaben auf, in dem Arbeitszeiten und Pausen festgelegt sind. Planen Sie 5- bis 10minütige Pausen ein: für Kinder bis zur vierten Klasse alle 20 Minuten, für größere Kinder nach 30 bis 45 Minuten.

• Testen Sie, ob Ihr Kind zuerst mit dem schwierigsten Teil der Hausaufgaben anfangen sollte oder dem einfachsten. Bewährt hat sich der Wechsel zwischen schriftlichen und mündlichen Arbeiten.

• Machen Sie mit Ihrem Kind zu Beginn der Hausaufgaben die kinesiologischen Übungen 1 bis 5. Sie lösen Denkblockaden, steigern die Aufmerksamkeit und verbessern die Konzentration (Seite 74).

### Was in jedem Fall zu tun ist

• Versuchen Sie anhand des Wegweisers (Seite 13-15) und durch Beobachtung, die Ursachen für die Hausaufgabenprobleme zu ergründen.

• Fragen Sie Mitschüler Ihres Kindes, wie sie mit den Hausaufgaben zurechtkommen, sprechen Sie mit deren Eltern.

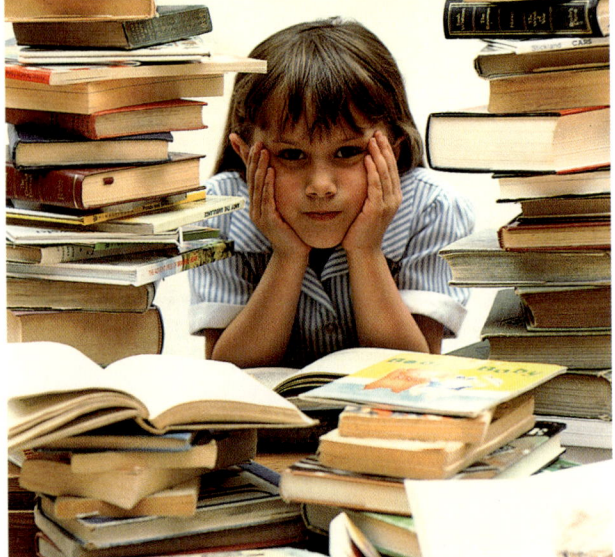

### Bei schulischen Gründen

Vielfach liegen die eigentlichen Ursachen für häusliche Arbeitsprobleme in der Schule, etwa weil die Hausaufgaben zu umfangreich, zu eintönig, in der Schule nicht gut vorbereitet oder nicht klar genug definiert sind sowie nicht oder zu streng korrigiert werden.

• Wenn eine der Ursachen auf Ihre Situation zuzutreffen scheint, sollten Sie sich mit anderen Eltern austauschen und gegebenenfalls mit dem Lehrer reden (Seite 87).

**Bei Anlaufschwierigkeiten und Trödeln**
In beiden Fällen fehlt es an Motivation.
- Informieren Sie sich über »Faulheit« (Seite 31).
- Diese Bach-Blütenmischung kann Ihr Kind bei
Motivationsproblemen unterstützen: Chestnut Bud –
Crab Apple – Gentian – Hornbeam – Scleranthus, 4mal
täglich 4 Tropfen aus dem Einnahmefläschchen
(Seite 62).

**Wenn das Kind zu langsam ist**
Manche Kinder sind von Geburt an in allem langsamer
als der Durchschnitt. Dies kann sich zwar leistungs-
störend auswirken, darf aber nicht mit verminderter
Begabung oder Arbeitsunlust verwechselt werden.

*Langsamkeit hat nichts mit
fehlender Begabung oder
Arbeitsunlust zu tun*

- Hier hilft am besten eine homöopathische Konstitu-
tionsbehandlung (Seite 68).
- Wenn Ihr Kind zart, unsicher und sehr ängstlich ist:
Baryta carbonica D12, 2mal täglich 1 Gabe (Seite 68).
- Bei rundlichen, eigensinnigen und vorsichtigen Kin-
dern: Calcium carbonicum D12, 2mal täglich 1 Gabe
(Seite 68).

**Bei Überforderung**
- Lesen Sie – je nach Ursache: »Überforderung durch
Eltern – Schule – Wissenlücken«, Seiten 33 bis 34

**Bei Konzentrationsschwierigkeiten**
- »Konzentrationsstörung«, Seite 44

**Bei mangelnder Motivation**
- »Faulheit«, Seite 31

**Bei Hyperaktivität**
- »Hyperaktivität«, Seite 40

**Bei Schreib-, Lese- oder Rechenschwäche**
- »Lernprobleme«, Seite 47

**Bei Müdigkeit oder Erschöpfung**
- »Müdigkeit und Erschöpfung«, Seite 49

**Bei ungeeignetem Arbeitsplatz**
- »Der richtige Arbeitsplatz«, Seite 81

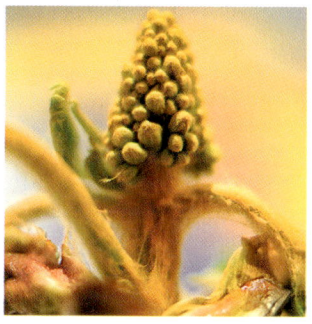

**Die Blütenknospe der Ka-
stanie (Bach-Blüte Chest-
nut Bud) erleichtert das
Lernen..**

### Bei gereizten und gestreßten Eltern

Manche Eltern, durch Beruf und Haushalt überfordert, erleben die Betreuung der Hausaufgaben ihrer Kinder als zusätzliche Last. So ist es kein Wunder, wenn sie manchmal die erforderliche Geduld nicht aufbringen.

*Verhindern Sie, daß Ihre Überforderung zum Problem des Kindes wird*

Dazu kommen (ungerechtfertigte) Schuldgefühle, wenn die Leistungen des Kindes trotz aller Bemühungen nicht zufriedenstellend sind. Zwangsläufig entstehen Druck und eine gereizte Atmosphäre, auf die Kinder mit Versagensängsten oder Verweigerung reagieren können.

• Informieren Sie sich über »Faulheit« (Seite 31).
• Eltern verhilft die Bach-Blütenmischung Beech – Elm – Holly – Impatiens – Pine, 4mal täglich 4 Tropfen aus dem Einnahmefläschchen (Seite 62), zu mehr Gelassenheit.

### Bei falscher Aufgabenüberwachung

Die Überwachung der Hausaufgaben ist immer eine Gratwanderung zwischen zuviel und zuwenig. Bereits in der Grundschule müssen Kinder manchmal so viel Lernstoff bewältigen, daß sie ihre Hausaufgaben nur mit Unterstützung schaffen. Bei zuviel Hilfe lernen Kinder jedoch nicht, selbständig und eigenverantwortlich zu arbeiten. Im Glauben »Man traut mir nicht zu, daß ich es alleine schaffe« können sich Unsicherheit und ein Mangel an Selbstvertrauen entwickeln (Seite 84) ebenso wie die Angewohnheit, nichts mehr alleine machen zu wollen. Für die Betreuung der Hausaufgaben gibt es einige einfache Regeln:

• Bleiben Sie in Ruf-, aber nicht in Sichtweite.
• Zeigen Sie Interesse für die Aufgaben, aber lassen Sie Ihr Kind selbständig arbeiten. Wenn es Ihre Hilfe braucht, wird es sich melden.
• Identifizieren Sie sich nicht mit der Arbeit Ihres Kindes: »Nicht wir machen, sondern du machst Hausaufgaben«.

*Sparen Sie nicht mit Lob und Anerkennung*

• Sparen Sie nicht mit Lob und Anerkennung für die Bemühungen Ihres Kindes.
• Nehmen Sie Ihrem Kind keine Arbeit ab, auch wenn es nicht fertig wird. Geben Sie stattdessen eine Notiz an den Lehrer mit, in der Sie die aufgewendete Arbeitszeit mitteilen oder erklären, warum das Kind die Auf-

gaben nicht geschafft hat. Oft fehlt Lehrern die Rückmeldung über den erforderlichen Aufwand für die Hausaufgaben.
• Informieren Sie sich bitte zusätzlich:»Erwartungen abbauen« (Seite 83) und – je nach Ursache – »Überforderung durch Eltern – Schule – Wissenlücken« (Seite 33 bis 34).

*Lehrer brauchen Rückmeldung über den Zeitaufwand für die Hausaufgaben*

### Arbeitet nur mit Druck der Eltern
Schwer zu lösen ist das Problem, wenn Kinder nur mit massivem Druck der Eltern ihre Hausaufgaben erledigen wollen. Ursache ist meist ein Motivationsverlust durch persönliche Probleme oder Schwierigkeiten mit dem gesellschaftlichen Umfeld.
• Informieren Sie sich über »Faulheit« (Seite 31).
• Suchen Sie zur Klärung der Ursachen das Gespräch mit Ihrem Kind (Seite 85).
• Aufschluß gibt oft auch ein Gespräch mit dem Lehrer (Seite 87).
• In unklaren oder schwierigen Fällen finden Sie Hilfe durch Beratung (Seite 88).
• Manchmal bleibt als einzige Lösung nur der Wechsel zu einer Schule mit Hausaufgabenbetreuung.

*Der letzte Ausweg: Schule mit Hausaufgabenbetreuung*

### Bei zuviel Kritik und zuwenig Lob
Gewiß gibt es an jedem Kind etwas zu kritisieren. Dies kann und muß auch geschehen, allerdings in liebevollem Ton und positiv formuliert, zum Beispiel: »Das kannst du bestimmt anders noch besser machen«. Vor allem aber braucht jedes Kind Lob und Anerkennung, damit es seine Motivation nicht verliert.
• Lesen Sie dazu bitte »Faulheit« (Seite 31) und »Erwartungen abbauen« (Seite 83).
• Wenn Sie weniger kritisieren und mehr loben wollen, hilft Ihnen die Bach-Blütenmischung Beech – Chicory – Holly – Impatiens – Vine, 4mal täglich 4 Tropfen aus dem Einnahmefläschchen (Seite 62).

### Bei zu wenig Freizeit
• Lesen Sie »Zu wenig Freizeit« auf Seite 51.

# Hyperaktivität (Zappelphilipp)

**Ursachen für Hyperaktivität**
- Organische Ursachen
- Rechen-, Schreib- oder Leseschwäche
- Familiäre Veranlagung
- Überforderung
- Mangel an Zuwendung
- Inkonsequente Erziehung

Wer glaubt, einen Zappelphilipp zu Hause zu haben, sollte erst einmal prüfen, ob auch die Umgebung das Kind als unruhig und belastend empfindet. In manchen Fällen sind die Eltern durch anderweitigen Streß so erschöpft und gereizt, daß für sie schon die altersgemäße Lebhaftigkeit ihres Kindes schwer zu ertragen ist.

Ein echter Zappelphilipp steht unter starker innerer Spannung und kann sich nicht ruhig halten. Eltern und Lehrer meinen oft, das Kind könnte, wenn es nur wollte. Dadurch fühlt es sich unverstanden und ungerecht behandelt.

Hyperaktive Kinder sind dauernd in Bewegung, sie sind unkonzentriert, leicht ablenkbar, aggressiv, ungehorsam, außerdem reden sie ständig, besitzen keine Ausdauer, bringen nichts zu Ende, können Hände und Füße kaum stillhalten und stören mit ihrer Unruhe ununterbrochen den Unterricht.

Diese Symptome können organische und psychische Gründe haben (Kasten).

**Zum Arzt** ■

*wenn die Beschwerden schon länger als 6 Monate andauern*

Wenn Sie derartige Beschwerden schon länger als sechs Monate beobachten, besteht Verdacht auf ein »Hyperkinetisches Syndrom«, eine Erkrankung, die bereits im Säuglings- oder Kleinkindalter auftritt und nicht selbst zu behandeln ist. Lassen Sie Ihren Verdacht vom Arzt überprüfen.

## Sofortmaßnahmen bei Hyperaktivität
- Wenn Sie Ihrem Kind zu mehr Ruhe verhelfen wollen: die Bach-Blütenmischung Cherry Plum – Holly – Impatiens, 4mal täglich 4 Tropfen aus dem Einnahmefläschchen (Seite 62).
- Bei Wutanfällen, wenn Ihr Kind Gegenstände leicht fallen läßt oder umstößt: Agaricus muscarius D12, 2mal täglich 1 Gabe (Seite 68).
- Bei motorischer Unruhe, Reizbarkeit: Calcium phosphoricum D6, 3mal täglich 1 Gabe (Seite 68).

• Wenn die Hände ständig in Bewegung sind: Kalium bromatum D6, 3mal täglich 1 Gabe (Seite 68).
• Bei Kindern, die ängstlich, viel in Bewegung, zappelig sind und rasch erschrecken: Phosphor D12, 2mal täglich 1 Gabe (Seite 68).
• Bei leicht erregbaren Kindern, wenn die Füße ständig in Bewegung sind: Zincum metallicum D12, 2mal täglich 1 Gabe (Seite 68).
• Zur Stärkung von Nerven und Toleranz der Eltern: die nebenstehende Bach-Blütenmischung, 4mal täglich 4 Tropfen aus dem Einnahmefläschchen (Seite 62).
• Erkundigen Sie sich bei Krankenkassen oder Volkshochschulen nach Kursen für Autogenes Training oder Progressive Muskelentspannung (Seite 77).

## Was in jedem Fall zu tun ist
• Lassen Sie bei einem Arzt feststellen, ob die Unruhezustände organisch bedingt sind, etwa durch
- unerkannte Seh- oder Hörstörungen,
- Stoffwechsel- oder Schilddrüsenstörungen,
- geschädigte Darmflora infolge antibiotischer Behandlung oder falscher Ernährung,
- Unverträglichkeit von Nahrungsmitteln,
- Hyperkinetisches Syndrom (Seite 40).
Folgen Sie den Behandlungsvorschlägen des Arztes.
- Klären Sie mit einem Homöopathen, ob in der gegebenen Situation für Ihr Kind eine homöopathische Konstitutionsbehandlung (Seite 68) sinnvoll ist.
- Holen Sie sich Rat bei Fachkräften (»Hilfe durch Beratung«, Seite 88).

## Bei Rechen-, Schreib- oder Leseschwäche
Der Verdacht auf eine solche Schwäche besteht, wenn es Ihrem Kind schwerfällt, mit Zahlen umzugehen, oder wenn es beim Schreiben oder Lesen auffallend viele Fehler macht.
• Lesen Sie weiter unter »Lernprobleme« (Seite 47).

## Bei familiärer Veranlagung
• Nehmen Sie therapeutische Hilfe in Anspruch. Am besten geeignet ist eine Therapie, an der alle Familienmitglieder gemeinsam teilnehmen (Familientherapie).

*Basismischung für Eltern hyperaktiver Kinder:*
*Beech – Elm – Holly – Olive – Pine*
*Ergänzen Sie die Mischung gegebenenfalls*
*• wenn Sie eher pessimistisch sind: mit Gentian*
*• wenn Sie Ihrem Kind alle schlechten Erfahrungen ersparen wollen: mit Chicory*
*• wenn Sie sich zu sehr um Ihr Kind sorgen: mit Red Chestnut.*

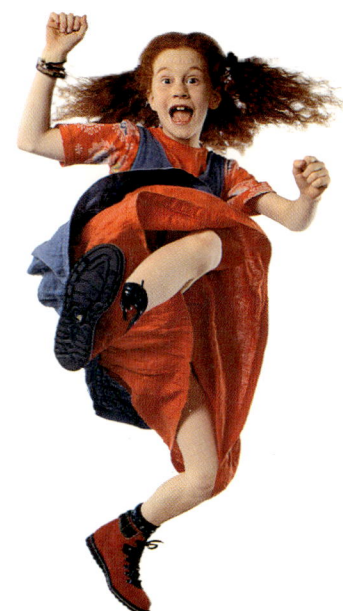

**War Pipi Langstrumpf hyperaktiv?**

Adressen erhalten Sie bei Ihrem Hausarzt oder in Beratungsstellen (Seite 88).

**Bei Überforderung**
• Lesen Sie »Überforderung« (Seiten 33 bis 34).

**Bei mangelnder Zuwendung**
• Lesen Sie »Familienprobleme« (Seite 26).

**Bei inkonsequenter Erziehung**
• Lesen Sie »Familienprobleme« (Seite 30).

# Kopfschmerzen

Erstaunlich viele Kinder leiden vor oder nach der Schule und bei den Hausaufgaben unter Kopfweh. Hier spielen körperliche und seelische Ursachen eine Rolle (Kasten).

**Ursachen für schulbedingte Kopfschmerzen**
• Sehstörungen
• Verspannungen der Nackenmuskeln
• Geistige Erschöpfung
• Ängste und Sorgen

**Sofortmaßnahmen bei Kopfschmerzen**
• Im akuten Fall zur schnellen Besserung: Notfalltropfen (Seite 63) und 10 Tabletten Magnesium phosporicum D6, aufgelöst in 1/8 Glas heißem Wasser, in kleinen Schlucken austrinken lassen (Seite 71).
Die folgenden vier homöopathischen Mittel (Seite 67) müssen 3 bis 4 Wochen lang eingenommen werden, bis eine dauerhafte Wirkung zu beobachten ist:

*Dauerhafte Wirkung erst nach einigen Wochen*

• Bei Kopfschmerz vor allem nach der Schule: Calcium phosphoricum D6, 3mal täglich 1 Gabe.
• Bei Kopfschmerz nach der Schule oder nach den Hausaufgaben, wenn Ihr Kind sich nicht gut konzentrieren kann, rasch ermüdet: Kalium phosphoricum D6, 3mal täglich 1 Gabe.
• Bei Besserung durch Ruhe und Wärme: Magnesium phosphoricum D6, 3mal täglich 1 Gabe.
• Bei Angst, Ärger oder Hinterkopf-Schmerzen, die sich anfühlen wie von einem engen Band: Gelsemium D12, 2mal täglich 1 Gabe.

**Was in jedem Fall zu tun ist**
- Lassen Sie bei Arzt und Augenarzt klären, ob organische Ursachen für die Kopfschmerzen vorliegen. Kopfschmerzen können auch durch Fehlsichtigkeit entstehen.
- Kinder, die zu Kopfschmerzen neigen, sind oft auch ängstlich und nervös. In diesen Fällen ist eine homöopathische Konstitutionsbehandlung (Seite 68) sinnvoll.

**Bei Sehstörungen**
- Fragen Sie den Augenarzt nach Möglichkeiten, die Sehstörungen mit Augentraining und/oder Akupunktur zu behandeln.
- Informieren Sie den Lehrer, bitten Sie ihn, Ihr Kind im Klassenzimmer nach vorn zu setzen.

*Augentraining und Akupunktur helfen gegen Sehstörungen*

**Bei Verspannung der Nackenmuskeln**
Zu Kopfschmerz aufgrund verspannter Nackenmuskeln kommt es, wenn beim Lesen oder Schreiben der Kopf zu lange und stark vorgebeugt wird.
- Machen Sie Ihr Kind auf diese Fehlhaltung aufmerksam und informieren Sie sich über die richtigen Maße am Arbeitsplatz (Seite 81).
- Autogenes Training oder Muskelentspannung nach Jacobson helfen gegen Verspannung (Seite 76).
- Entstehen die Verspannungen durch Streß oder Ängste, helfen die kinesiologische Übung 6 (Seite 75) und die Bach-Blütenmischung Elm – Mimulus – Star of Bethlehem, 4mal täglich 4 Tropfen aus dem Einnahmefläschchen (Seite 62).

**Bei geistiger Erschöpfung**
Kopfschmerzen, verbunden mit Müdigkeit und Antriebsschwäche, deuten hin auf geistige Erschöpfung durch Überforderung.
- Um die Gründe ausfindig zu machen, lesen Sie bitte – je nach Ursache – »Überforderung durch Eltern – Schule – Wissenlücken« (Seiten 33 bis 34) und »Zu wenig Freizeit« (Seite 51).
- Gegen geistige Erschöpfung hilft die Bach-Blüte Hornbeam, 4mal täglich 4 Tropfen aus dem Einnahmefläschchen (Seite 62).

*Auch Überforderung macht Kopfschmerzen*

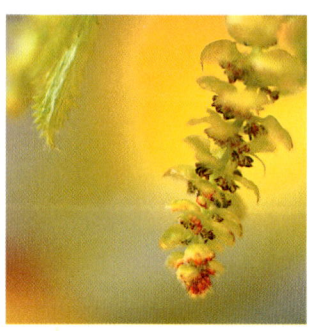

**Die Blüte der Weißbuche (Bach-Blüte Hornbeam) hilft bei Müdigkeit und Erschöpfung.**

### Bei Ängsten und Sorgen
• Wenn Ängste oder Sorgen über längere Zeit das Leben bestimmen, bleiben Kopfschmerzen selten aus. Ergründen Sie das Problem mit Hilfe der Informationen in »Ängstlichkeit und Schüchternheit« (Seite 21), »Probleme in der Schule« (Seite 51) und »Familienprobleme« (Seite 26). Sie finden dort auch die geeigneten Behandlungsvorschläge.

## Konzentrationsstörungen

Die Unfähigkeit ihres Kindes, sich längere Zeit auf etwas zu konzentrieren, bereitet vielen Eltern große Sorgen. Das Problem wird verstärkt, wenn Eltern und Lehrer meinen, die Kinder könnten sich konzentrieren, wenn sie es nur wollten.

**Ursachen für Konzentrationsstörungen**
• Müdigkeit und Erschöpfungszustände
• Abschweifen der Gedanken
• Innere Unruhe
• Äußere Unruhe
• Reizüberflutung

Die Konzentrationsfähigkeit eines Menschen entwickelt sich im Laufe der Kindheit und kann nicht durch Willenskraft gesteuert werden. Wie gut ein Kind lernt, sich zu konzentrieren, hängt von seiner Veranlagung und der häuslichen Umgebung ab. Je entspannter die Umgebung ist und je weniger Reize gleichzeitig auf das Kind einstürmen, desto besser entwickelt sich seine Konzentrationsfähigkeit. In ihrer Konzentration gestörte Kinder wirken geistesabwesend, sind schnell desinteressiert, hören nur kurz zu, haben keine Ausdauer, sind unruhig, angespannt und vergeßlich.

### Sofortmaßnahmen bei Konzentrationsstörungen
• Die kinesiologischen Übungen 4 und 5 (Seite 75).
• Wenn Ihr Kind zart ist: Silicea D12, 2mal täglich 1 Gabe (Seite 68).
• Bei Unruhe: Calcium phosphoricum D12, 2mal täglich 1 Gabe (Seite 68).
• Geben Sie Ihrem Kind die nebenstehende Bach-Blütenmischung, 4mal täglich 4 Tropfen aus dem Einnahmefläschchen (Seite 62).

*Bach-Blütenmischung gegen Konzentrationsstörungen:*
*Agrimony – Chestnut Bud – Clematis – Honeysuckle – Mimulus – Sweet Chestnut – White Chestnut*

## Was in jedem Fall zu tun ist

Bevor Sie mit der Selbstbehandlung beginnen, sollte geklärt werden, ob bei Ihrem Kind wirklich nur eine Konzentrationsstörung vorliegt und nicht eine Konzentrationsschwäche, bei der sich das Kind grundsätzlich nicht gut konzentrieren kann. Konzentrationsschwache Kinder sind nicht nur beim Lernen, sondern auch beim Spielen in der Freizeit unkonzentriert.

*Beachten Sie den Unterschied zwischen Konzentrationsstörung und Konzentrationsschwäche*

• Bei genereller Konzentrationsschwäche müssen Sie ärztliche Hilfe in Anspruch nehmen.
• Eine homöopathische Konstitutionsbehandlung (Seite 68) kann die Konzentrationsfähigkeit nachhaltig stärken.

### ■ Zum Arzt

• *bei Konzentrationsschwäche*

## Bei Müdigkeit und Erschöpfungszuständen

• Lesen Sie »Müdigkeit und Erschöpfung« (Seite 49).

## Bei abschweifenden Gedanken

Manche Kinder neigen während des Unterrichts oder bei den Hausaufgaben zum Träumen. Grund dafür können Ängste, Kummer oder Sorgen sein, aber auch die Vorfreude auf zukünftige Ereignisse.
• Versuchen Sie behutsam herauszufinden, warum die Gedanken Ihres Kindes abschweifen (»Gepräch mit Ihrem Kind«, Seite 85).

**Wenn die Gedanken ganz woanders sind ...**

• Sind Ängste und Kummer die Ursachen, sollten Sie sich nicht auf eine medikamentöse Behandlung beschränken, sondern prüfen, inwieweit das eigene Verhalten oder Probleme in der Familie Ihr Kind belasten. Lesen Sie hierzu »Erwartungen abbauen« (Seite 83) und »Familienprobleme« (Seite 26).
• Geben Sie die Bach-Blüten wie unter »Sofortmaßnahmen bei Konzentrationsstörungen« (Seite 44).

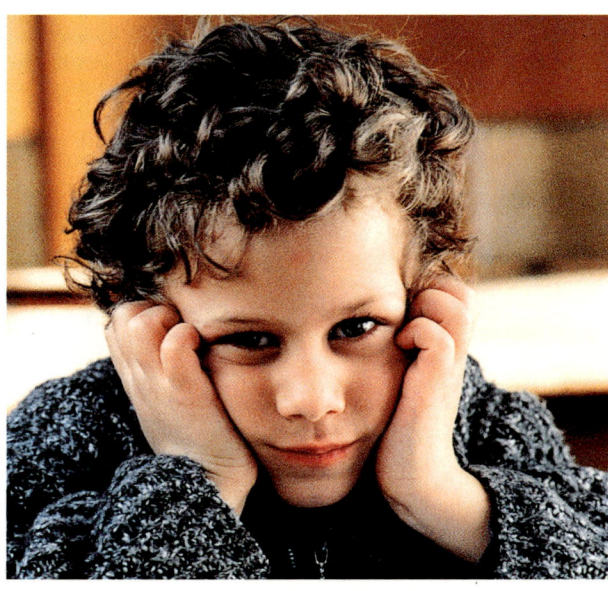

### Bei innerer Unruhe

Innere Unruhe äußert sich bei Kindern in einem steten Bewegungsdrang, der sich vor allem mit Zappeligkeit, Stühleschaukeln und hektischen Spielen bemerkbar macht und dadurch eine ausdauernde Konzentration auf schulische Aufgaben unmöglich macht.
• Lesen Sie weiter bei »Hyperaktivität« (Seite 40).

### Bei äußerer Unruhe

*Unruhe und Hektik machen Konzentration unmöglich*

Ist Ihr Kind umgeben von Unruhe und Hektik, sei es in der Schule oder zu Hause, so kann es sich nur schwer oder gar nicht mehr konzentrieren. Die häufigsten Störfaktoren in der Schule sind der ständige Geräuschpegel, störende Mitschüler oder wegen Überlastung allzu hektische Lehrer. Zu Hause sind es jüngere Geschwister, das häufig klingelnde Telefon und streßgeplagte Eltern.
• Bei Konzentrationsstörungen während der Hausaufgaben: wie bei »Sofortmaßnahmen« Seite 44.
• Bei Konzentrationsstörungen in der Schule: Gespräch mit dem Lehrer (Seite 87).
• Damit Ihr Kind belastbarer wird: Bach-Blütenmischung Beech – Crab Apple – Elm – Holly – Willow, 4mal täglich 4 Tropfen aus dem Einnahmefläschchen (Seite 62).
• Bei großer Geräuschempfindlichkeit: Geben Sie Ihrem Kind Kalium phosphoricum D6, 3mal täglich 1 Gabe (Seite 68).

### Bei Reizüberflutung

Im Gegensatz zur äußeren Unruhe, bei der viele unerwünschte Signale auf das Kind einstürmen, stellt die Reizüberflutung ein Übermaß von an sich erwünschten Informationen dar. Wenn ein Kind gleichzeitig zum Beispiel Radio hören und Rechenaufgaben lösen will, überlastet es in der Regel seine Konzentrationsfähigkeit, und die Qualität der Hausaufgaben leidet.
• Lassen Sie während der Hausaufgaben nicht nebenbei Radiohören oder Fernsehen zu.

*Seien Sie Ihrem Kind ein gutes Vorbild*

• Versuchen Sie grundsätzlich, den Konsum von Fernsehen, Video und Computerspielen einzuschränken. Seien Sie ein gutes Vorbild, denn Kinder orientieren sich auch dabei am Verhalten der Eltern.

# Lernprobleme

Probleme beim Lernen zeigen sich auf vielfältige Weise: Ein Kind kann sich nichts merken, vergißt das Gelernte zu schnell oder schreibt schlechte Noten trotz guter Vorbereitung. Probleme beim Schreiben, Lesen oder Rechnen gehören ebenso dazu, wie wenn sich das Kind nicht konzentrieren, nicht ruhig sitzen oder nur mit Druck der Eltern arbeiten kann.

### Ursachen von Lernproblemen
- Rechen-, Schreib- und Leseschwäche
- Psychischer Druck
- Negative Selbsteinschätzung
- Versagensängste
- Mangelnde Konzentration
- Fehlende Motivation
- Überforderung
- Unterforderung
- Wissenslücken
- Hyperaktivität

### Sofortmaßnahmen bei Lernproblemen
- Führen Sie ein Gespräch mit dem Lehrer (Seite 87), um seine Ansicht über die Ursachen zu erfahren.
- Kinesiologische Übungen 1 bis 6 (Seite 74).

### Was in jedem Fall zu tun ist
- Lassen Sie vom Arzt klären, ob organische Störungen vorliegen.
- Unterstützen Sie Ihr Kind mit einer homöopathischen Konstitutionsbehandlung (Seite 68).
- Holen Sie sich Rat und Hilfe bei geeigneten Beratungsstellen (Seite 88).

■ **Zum Arzt**

### Bei Rechen-, Schreib- und Leseschwäche
Nicht selten wird eine Rechen-, Schreib- oder Leseschwäche lange Zeit einfach übersehen. Wenn ein Kind beim Lesen und Schreiben Buchstaben verwechselt, Silben ausläßt oder nicht mit Zahlen umgehen kann, schiebt man dies zunächst einmal auf mangelnde Konzentrationsfähigkeit. Erst wenn diese Nöte des Kindes auch in höheren Klassen anhalten, wird man auf das eigentliche Problem aufmerksam. Es handelt sich hier um Beschwerden, für die einerseits eine Funktionsstörung des Gehirns (Teilleistungsstörung), anderseits aber auch psychischer Druck als Ursache in Frage kommen.
- Verstärken Sie auf keinen Fall den psychischen Druck, dem Ihr Kind bereits ausgesetzt ist, indem Sie –

*Üben Sie keinesfalls zusätzlichen Druck aus*

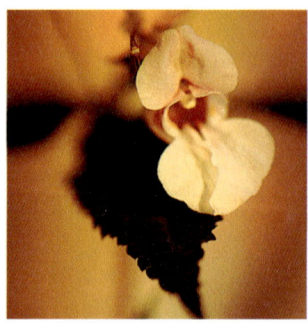

**Die Blüte des Drüsentragenden Springkrauts (Bach-Blüte Impatiens) wirkt gegen Ungeduld.**

ohne fachmännische Anleitung – die Störung durch ständiges Üben beseitigen wollen.
• Zum Streßabbau für Ihr Kind: die Bach-Blütenmischung Chestnut Bud – Elm – Gentian – Larch – Sweet Chestnut, 4mal täglich 4 Tropfen aus dem Einnahmefläschchen (Seite 62).
• Zum besseren Durchhalten für die Eltern: die Bach-Blütenmischung Beech – Elm – Gentian – Holly – Impatiens, 4mal täglich 4 Tropfen aus dem Einnahmefläschchen (Seite 62).
• Rechen-, Schreib- und Leseschwächen können auch aufgrund von Lernblockaden entstehen, die mit den kinesiologischen Übungen 1 und 3 (Seite 74) gelöst werden können.

### Bei psychischem Druck

• Lernprobleme können ungewollt von den Eltern ausgelöst oder verstärkt werden. Auch wer das Beste für sein Kind will, kann aus dem Wunsch, es zu fördern, manchmal auch überfordern.
• Hinweise und Ratschläge finden Sie unter »Erwartungen abbauen« (Seite 83), »Faulheit« (Seite 31) und »Hausaufgabenprobleme« (Seite 35).
• Damit ein Kind Streß besser ertragen kann: die Bach-Blütenmischung Chestnut Bud – Elm – Larch – Mimulus – Star of Bethlehem, 4mal täglich 4 Tropfen aus dem Einnahmefläschchen (Seite 62).
• Für mehr Gelassenheit und Toleranz der Eltern: die Bach-Blütenmischung Beech – Chicory – Gentian – Holly – Impatiens, 4mal täglich 4 Tropfen aus dem Einnahmefläschchen (Seite 62).
• Zum Abbau von Streß, der durch Druck entstanden ist: Autogenes Training (Seite 76) und die kinesiologischen Übungen 2 und 6 (Seiten 74/75).

### Bei negativer Selbsteinschätzung

Das Bild, das Kinder von sich und ihren Leistungen haben, wird durch ihre Umgebung geprägt. So kann sich durch Äußerungen der Eltern, verbunden mit negativen Erlebnissen, ein Selbstbild entwickeln wie: »Dafür bin ich nicht begabt, ich kann das nicht«.

*Umwelt und Eltern prägen des Selbstbild des Kindes*

• Achten Sie auf Äußerungen, die Ihrem Kind ein negatives Selbstbild vermitteln können. Sagen Sie nicht vorschnell: »Das kannst Du nicht«. Bauen Sie stattdessen sein Selbstvertrauen auf (Seite 84).

• Bei Lernproblemen durch angeknacktes Selbstvertrauen: die Bach-Blütenmischung Chestnut Bud – Gentian – Larch – Mimulus – Star of Bethlehem, 4mal täglich 4 Tropfen aus dem Einnahmefläschchen (Seite 62).

**Bei Versagensängsten und Lampenfieber**
• »Ängstlichkeit und Schüchternheit« (Seite 21).

**Bei mangelnder Konzentration**
• Lesen Sie »Konzentrationsstörungen« (Seite 44).

**Bei fehlender Motivation, Über- und Unterforderung, Wissenslücken**
• Lesen Sie »Faulheit« (Seite 31).

**Bei Hyperaktivität**
• Lesen Sie »Hyperaktivität« (Seite 40).

Erschöpfte Kinder sind oft gedrückter Stimmung und wollen allein sein.

# Müdigkeit und Erschöpfung

Ein müdes und erschöpftes Kind ist wenig belastbar, bricht leicht in Tränen aus, will viel allein sein, ist oft gedrückter Stimmung und voller Ängste. Auch Überempfindlichkeit Licht und Geräuschen gegenüber, Reizbarkeit sowie viele körperliche Beschwerden, etwa Kopfschmerzen, sind typische Symptome. Seelische

**Häufigste Ursachen für Müdigkeit und Erschöpfung**
• Organische Ursachen
• Schlafmangel
• Längere Krankheit
• Ständige Ängste
• Angst vor Versagen
• Zu wenig Freizeit
• Überforderung

und körperliche Überforderung sowie organische Ursachen können zu derartigen Erschöpfungszuständen führen (Kasten Seite 49).

### Sofortmaßnahmen bei Müdigkeit und Erschöpfung

• Zur Stärkung der Nerven Ihres Kindes: 2- bis 3mal täglich 7 Tropfen Avena sativa (rezeptfrei erhältlich in Apotheken) in 1/4 Glas heißes Wasser geben, sofort in kleinen Schlucken austrinken lassen.

*Teemischung gegen Erschöpfung:*
*10 g Johanniskraut*
*10 g Kardobenedikten-Kraut*
*20 g Lavendelblüten*
*15 g Melissenblätter*
*5 g Mohnsamen*
*20 g Thymian-Kraut*
*10 g Waldmeister-Kraut*

• Helfen Sie Ihrem erschöpften Kind mit einem Tee: Lassen Sie den Tee (nebenstehend das Rezept) in der Apotheke mischen. Einen gehäuften Eßlöffel Teemischung auf 1/4 Liter kochendes Wasser, nach 10 Minuten abgießen, 3mal täglich 1 Tasse trinken.
• Bei allgemeiner körperlicher und seelischer Erschöpfung: Bach-Blüte Olive, 4mal täglich 4 Tropfen aus dem Einnahmefläschchen (Seite 62).
• Bei Erschöpfung, die durch kurzen Schlaf gebessert wird: Acidum phosphoricum D6, 3mal täglich 1 Gabe (Seite 68).
• Bei allgemeiner Nervenschwäche und Mangel an Willenskraft: Acidum picrinicum D6, 3mal täglich 1 Gabe (Seite 68).
• Bei nervöser Erschöpfung von mageren und unruhigen Kindern: Ambra grisea D3, 3mal täglich 1 Gabe (Seite 68).
• Bei nervöser Erschöpfung, die sich durch jede Aufregung verstärkt: Kalium phosphoricum D6, 3mal täglich 1 Gabe (Seite 68).

### Was in jedem Fall zu tun ist

**Zum Arzt** ■

• Lassen Sie beim Arzt klären, ob organische Ursachen wie Vitamin- oder Eisenmangel vorliegen. Achten Sie auf die Ernährung Ihres Kindes (Seite 77).
• Wenn Ihr Kind auffallend schnell zu Erschöpfung neigt, ist eine homöopathische Konstitutionsbehandlung (Seite 68) zu empfehlen.

### Bei Schlafmangel

Manche Kinder leiden an Erschöpfung wegen Schlafstörungen. Durch den Schlafmangel geraten sie in einen Teufelskreis – die Erschöpfung nimmt zu.
• Lesen Sie »Schlafstörungen« (Seite 57).

### Nach längerer Krankheit

Krankheiten zehren an den Energiereserven, die bei Kindern besonders schnell aufgebraucht sind. Zur rascheren Wiederherstellung nach längerer Krankheit:
- Aufbaupräparate wie Vitasprint B12 (rezeptfrei erhältlich in Apotheken).
- Die Bach-Blüte Olive, 4mal täglich 4 Tropfen aus dem Einnahmefläschchen (Seite 62).

*Hilfen zur raschen Genesung nach langer Krankheit*

### Bei Angst vor Versagen
- »Ängstlichkeit und Schüchternheit« (Seite 21).

### Bei zu wenig Freizeit

Schulkinder brauchen ausreichend Entspannung durch Tätigkeiten, die ihnen Spaß machen. Je nach Alter und Umfeld gehören dazu Lesen, Fernsehen, Video- und Computerspiele, Musikhören, Freunde treffen, Sport und Spielen.
Manchmal aber bestimmen die Ambitionen der Eltern das Freizeitprogramm von Kindern. Dann sind die Nachmittage ausgefüllt mit Tennis, Ballett, Musikunterricht oder anderen Freizeitaktivitäten, die sicher nicht in allen Fällen dem Wunsch der Kinder entsprechen. Statt zu Entspannung kommt es zu Überforderung, ausgelöst durch zusätzliche Pflichten sowie den damit verbundenen Leistungs- und Zeitdruck.
- Lassen Sie Ihr Kind selbst und frei entscheiden, ob es Verpflichtungen in der Freizeit eingehen will und welche. Akzeptieren Sie seine Entscheidung, auch wenn sie Ihren Vorstellungen nicht unbedingt entspricht.
- Wenn Ihr Kind mehr unternehmen möchte, als zu schaffen es in der Lage ist, sollten Sie es behutsam darauf aufmerksam machen und gemeinsam mit ihm überlegen, welche Aktivitäten wichtig und welche entbehrlich sind.

*Akzeptieren Sie die Entscheidung Ihres Kindes*

## Probleme in der Schule

Am häufigsten beklagen sich Kinder darüber, daß der Lehrer streng oder ungerecht ist, andere Kinder sie ablehnen oder unterdrücken, sie keinen Freund oder Kumpel haben. Eigene Unzulänglichkeiten werden

**Ursachen für Probleme in der Schule**
- Mangelndes Selbstvertrauen
- Mißachtet Grenzen und Regeln
- Aggressivität
- Stören des Unterrichts
- Will immer Mittelpunkt sein
- Geltungssucht
- Neigung zum Lügen
- Ungerechter und strenger Lehrer
- Außenseiterrolle

meist nicht gesehen oder – wie bei Lügereien dem Lehrer gegenüber – es wird nichts davon erzählt. Dies gilt vor allem für Kinder, die selten oder nie von der Schule berichten. Oft werden die Eltern dann erst durch eine Mitteilung der Schule auf Probleme aufmerksam. Aus der Sicht der Lehrer sind die wichtigsten Probleme mangelnde Mitarbeit der Kinder und Stören im Unterricht, das Terrorisieren der Mitschüler und das Lügen.

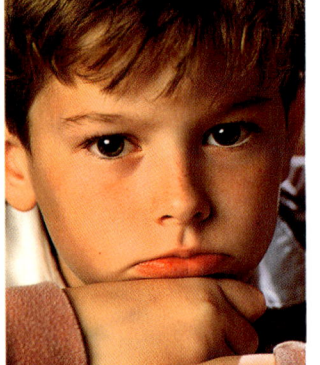

### Sofortmaßnahmen bei Problemen in der Schule
Versuchen Sie herauszufinden, wodurch die Probleme entstehen. Dabei helfen Ihnen
- das Gespräch mit Ihrem Kind (Seite 85)
- das Gespräch mit dem Lehrer (Seite 87).

### Was in jedem Fall zu tun ist
Sofortmaßnahmen (siehe oben)

### Bei mangelndem Selbstvertrauen
Unsichere Kinder mit zu wenig Selbstvertrauen haben Angst, sich zu blamieren, und beteiligen sich deshalb zu wenig am Unterricht. Sie werden leicht zur Zielscheibe von Hänseleien oder/und Gewalttätigkeiten.
- Wichtigste Maßnahmen sind die Stärkung des kindlichen Selbstvertrauens (Seite 84) und das Gespräch mit dem Lehrer (Seite 87).

**Unsichere Kinder haben Angst, sich zu blamieren.**

### Bei Mißachtung von Grenzen und Regeln
In der Familie lernen Kinder, Grenzen zu akzeptieren. Aus Zeitgründen, mangelnder Nervenstärke, aber auch, weil sie ihrem Kind eine freie Entwicklung ermöglichen wollen, setzen manche Eltern zu wenig oder keine Grenzen. Mit zunehmendem Alter wird es dann für ein Kind immer schwieriger, sein gewohntes Verhalten abzulegen und Grenzen zu akzeptieren.
- Holen Sie sich Hilfe bei Beratungsstellen (Seite 88).

• Für die Eltern zur besseren Durchsetzung: die Bach-Blütenmischung Centaury – Elm – Pine – Red Chestnut – Scleranthus, 4mal täglich 4 Tropfen aus dem Einnahmefläschchen (Seite 62).
• Für das Kind zur besseren Akzeptanz von Grenzen: die Bach-Blütenmischung Beech – Holly – Vine, 4mal täglich 4 Tropfen aus dem Einnahmefläschchen (Seite 62).

*Bach-Blüten für Eltern und Kind*

**Bei Aggressivität**
• Lesen Sie »Aggression« (Seite 18).

**Bei Stören des Unterrichts**
Kinder stören den Unterricht meist durch vorlautes und freches Verhalten, oder sie schwätzen mit dem Nachbarn. Kinder, die den Klassenclown spielen, sind häufig unglücklich und suchen nach Anerkennung und Selbstbestätigung.
• Bei vorlautem und frechem Verhalten: Lesen Sie »Geltungssucht« (Seite 54).
• Bei Stören durch unruhiges Verhalten: Lesen Sie »Hyperaktivität« (Seite 40).
• Wenn Ihr Kind den Clown spielt: Lesen Sie »Familienprobleme« (Seite 26).

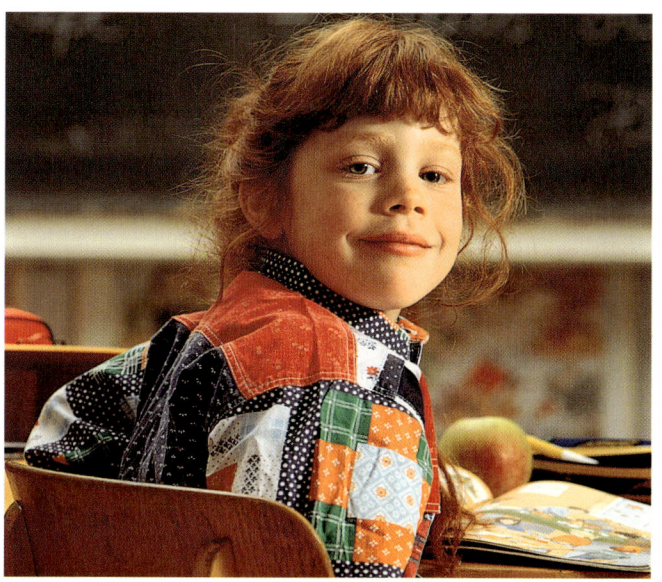

**Kinder, die den Clown spielen, sind häufig unglücklich.**

### Will immer Mittelpunkt sein

*Die Sonderstellung in der Familie abbauen*

Vor allem Einzelkinder sind häufig gewöhnt, daß sich alles um sie dreht. Manchmal sind sie so egozentrisch, daß sie keinen Anschluß in der Klasse finden.

• Bauen Sie in der Familie die Sonderstellung Ihres Kindes ab. Üben Sie mit ihm das Zuhören ein (wenn andere erzählen) und das Warten (bis jemand seine Tätigkeit beendet hat und sich dem Kind zuwenden kann). Auf diese Weise lernt es, auf die Bedürfnisse anderer Menschen Rücksicht zu nehmen.

• Damit Ihr Kind rücksichtsvoller wird: die Bach-Blüten Beech (mehr Toleranz anderen gegenüber) und Heather (Hinwendung zu anderen), 4mal täglich 4 Tropfen aus dem Einnahmefläschchen (Seite 62)

### Bei Geltungssucht

Sie entsteht meist aus dem Wunsch nach Anerkennung, oder es wird damit eher unbewußt ein schlechtes Selbstwertgefühl überspielt.

• Lesen Sie »Das Selbstvertrauen stärken« (Seite 84) und »Familienprobleme« (Seite 26).

• Geben Sie Ihrem Kind Bach-Blüten: Heather (Wunsch nach Anerkennung) und Larch (schlechtes Selbstwertgefühl), 4mal täglich 4 Tropfen aus dem Einnahmefläschchen (Seite 62).

### Bei Neigung zum Lügen

Wenn ein Kind in der Schule lügt, neigt es meist allgemein zum Lügen. Die Lüge gehört zum menschlichen Leben, angefangen beim Verschweigen von Details bis hin zum Erzählen von Geschichten, die jeder Realität entbehren. Gerade bei jüngeren Kindern ist die Grenze

*Die Grenze zwischen Phantasie und Lüge – eine Frage der Auslegung*

zwischen Phantasie und Lüge fließend und eine Frage der Auslegung. Vorsätzliches Lügen geschieht bei Kindern meist aus Geltungssucht oder aus Angst vor Bestrafung. Wenn Lügen aber auch zu Bestrafung führt, entsteht ein Teufelskreis, aus dem sich das Kind alleine nicht befreien kann.

• Überprüfen Sie deshalb bitte, ob die Strafen für Ihr Kind zu streng ausfallen oder so empfunden werden.

• Sprechen Sie mit dem Lehrer (Seite 87).

• Messen Sie Unwahrheiten von kleinen Kindern keine allzu große Bedeutung bei.

• Suchen Sie in schlimmen Fällen therapeutische Hilfe (»Hilfe durch Beratung«, Seite 88).

## Bei strengem oder ungerechtem Lehrer

Der Eindruck, der Lehrer sei streng und verlange zu viel, entsteht, wenn ein Kind längere Zeit unter der Last der Hausaufgaben stöhnt und schlechte Zensuren nach Hause bringt. Dann sollten Sie aktiv werden:
• Erkundigen Sie sich bei andereren Eltern, ob sie Ihren Eindruck bestätigen können.
• Sind Sie mit Ihrer Meinung alleine, suchen Sie den Lehrer auf, um mit ihm Ihre Beobachtung zu besprechen (Seite 87). Seien Sie offen für einen Themawechsel, wenn nach den Ursachen gesucht wird und sich herausstellt, daß mangelnde Schulreife vorliegt oder Ihr Kind überfordert ist (Seite 33). Fragen Sie im Zweifelsfall den Schulpsychologen (Seite 88).
• Teilen andere Eltern und Schüler Ihre Meinung, sollten Sie dies zum Thema des nächsten Lehrerbesuchs oder Elternabends machen. Das Gespräch unter vier Augen ist meist besser, damit es dem Lehrer leichter fällt, berechtigte Kritik anzunehmen und sein Verhalten gegebenenfalls zu ändern. Wenden Sie sich bei Schwierigkeiten an den Vertrauenslehrer, den Elternbeirat oder den Direktor (Seite 88).

*Im persönlichen Gespräch wird Kritik besser angenommen*

• Wenn Sie ruhiger und gelassener in das Gespräch gehen wollen: Notfalltropfen (Seite 63).
Fühlt sich Ihr Kind vom Lehrer ungerecht behandelt oder benotet, kann das den Tatsachen entsprechen oder auf Selbstüberschätzung beruhen.
• Zur Klärung der Situation: Vergleichen Sie Leistungen oder Verhaltensweisen Ihres Kindes mit denen von Mitschülern. Überprüfen Sie, ob der Lehrer mit unterschiedlichen Maßstäben mißt und dabei Ihr Kind benachteiligt.
• Ist eine ungerechte Behandlung oder Beurteilung zu erkennen, bitten Sie den Lehrer in einem Gespräch (Seite 87) um Erklärung. In schwierigen Situationen hilft oft nur ein Klassen- oder Schulwechsel.
• Zur besseren Selbsteinschätzung für das Kind: die Bach-Blütenmischung Beech – Vine – Willow, 4mal täglich 4 Tropfen aus dem Einnahmefläschchen (Seite 62).

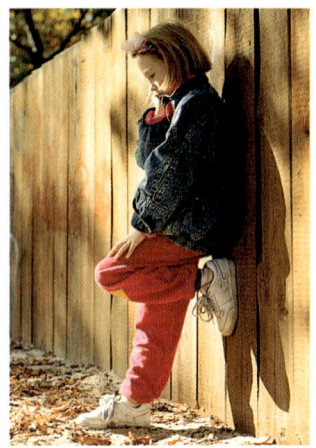

*Wenn Kinder zu Außenseitern werden, können andere Kinder, das eigene Fehlverhalten, aber auch strenge Eltern die Ursache sein.*

*Verhelfen Sie Ihrem Kind zu Selbständigkeit und Selbstvertrauen*

## Bei Außenseiterrolle

Zwischen Kindern und in Schulklassen herrschen eigene Gesetze und oft eine archaische Rangordnung. Immer wieder werden Kinder aus Fremdenfeindlichkeit, Neid, Eifersucht oder Intoleranz aus der Gemeinschaft ausgeschlossen oder zu Prügelknaben, ohne daß sie mit ihrem Verhalten dazu Anlaß gegeben hätten. Manche Kinder jedoch rufen die Ablehnung der Mitschüler durch ihr Verhalten hervor. Zu solchen Situationen gehört, wenn ein Kind sich durch Aggressivität, Ängstlichkeit oder übersteigertes Geltungsbedürfnis selbst absetzt.

Manchmal findet ein Kind auch deshalb keinen Anschluß in der Klasse, weil es mit den modernen »Errungenschaften der Technik« nicht vertraut ist, zum Beispiel mit Computer- oder Videospielen und dem Fernsehen. Dadurch fehlen ihm Informationen, die es zum Aufbau und zum Erhalt seiner sozialen Kontakte braucht. Bestimmte Spiele oder Sendungen sind in Jugendkreisen Tagesgespräch und oft besser als ihr Ruf. Im richtigen Maß eingesetzt, sollten Kinder die Freiheit haben, sich ihre Meinung zu Themen ihrer Wahl selbst zu bilden. Ebenso problematisch ist, wenn Kinder keine Freunde einladen dürfen. Zu Freundschaft und Klassengemeinschaft gehört auch, daß sich Kinder gegenseitig besuchen.

• Lesen Sie je nach Situation »Bei Geltungssucht« (Seite 54), »Aggression« (Seite 18) oder »Ängstlichkeit und Schüchternheit« (Seite 21).

• Sprechen Sie in jedem Fall mit dem Lehrer (Seite 87) über seine Einschätzung der Situation.

• Legen Sie gemeinsam mit Ihrem Kind die Sendungen, Filme und Spiele fest, die es ansehen und machen darf; schauen Sie in diese Sendungen und Spiele selbst hinein. Lassen Sie sich die Beweggründe Ihres Kindes für die Wahl erklären; teilen Sie ihm auch Ihre Eindrücke mit. Verhelfen Sie Ihrem Kind durch zunehmendes Lockern der Regeln zu Selbständigkeit und Selbstverantwortung.

• Ermutigen Sie Ihr Kind, Besuche von anderen Kinder zu empfangen, und organisieren Sie diese Besuche, auch wenn es wegen geographischer, finanzieller oder räumlicher Probleme schwierig sein sollte.

# Schlafstörungen

Ausreichender und erholsamer Schlaf ist Voraussetung für gute Lern- und Konzentrationsfähigkeit: Schulkinder zwischen sechs und zwölf Jahren brauchen neun bis elf Stunden Schlaf. Schlafstörungen gehören mit zu den häufigsten körperlichen Beschwerden, die durch Schulstreß ausgelöst werden. Symptome sind vor allem: schwieriges Einschlafen, häufiges Aufwachen, zu frühes Erwachen oder Albträume. Die Ursachen können äußerlicher und innerlicher Natur sein (Kasten).

**Ursachen für Schlafstörungen**
- Falsches Raumklima
- Belasteter Schlafplatz
- Reizüberflutung
- Ängste und Sorgen

**Sofortmaßnahmen bei Schlafstörungen**
- In akuten Fällen: Notfall Tropfen (Seite 63).
- Zur Entspannung und Beruhigung der Nerven: 15 Tropfen Passiflora Urtinktur (rezeptfrei in Apotheken erhältlich) abends 2mal im Abstand von einer halben Stunde auf einem Eßlöffel Wasser geben.
- Zur Entspannung und Verbesserung der Schlafbereitschaft: Magnesium phosphoricum D6, 10 Tabletten in einem 1/8 Glas heißem Wasser auflösen, in kleinen Schlucken austrinken lassen (Seite 71).
- Autogenes Training (Seite 76).

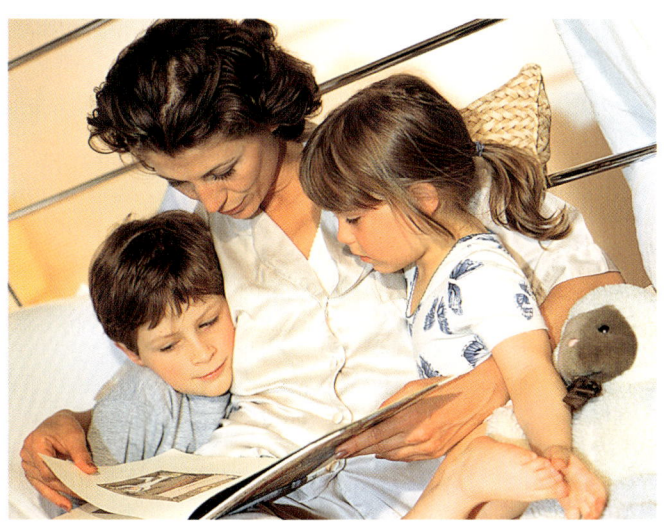

**Nichts ist so schön, wie vor dem Einschlafen Geschichten vorgelesen zu bekommen.**

**Zum Arzt** ■

### Was in jedem Fall zu tun ist
• Lassen Sie Ihr Kind vom Arzt untersuchen, um organische Ursachen auszuschließen.
• Versuchen Sie in einem Gespräch mit Ihrem Kind (Seite 85) behutsam herauszufinden, welche Ängste oder Sorgen es hat.
• Fragen Sie den Lehrer (Seite 87), ob es in der Schule Probleme gibt, von denen Sie nichts wissen.
• Bei häufig auftretenden Schlafproblemen hilft eine homöopathische Konstitutionsbehandlung (Seite 68).

### Bei falschem Raumklima
Achten Sie beim Schlaf auf gute Luft und die richtige Raumtemperatur.

*Schlafzimmer-
temperatur: 18 °C*
• Wenn Sie das Schlafzimmerfenster nachts nicht offen lassen können, lüften Sie vor dem Schlafengehen gut durch.
• Die beste Temperatur im Schlafzimmer ist 18 °C.

### Bei belastetem Schlafplatz
Manche Kinder schlafen unruhig und schlecht, weil ihr Bett an einem durch Wasseradern oder elektromagnetische Felder beeinträchtigten Platz steht. Elektrische Geräte, Überlandleitungen und Erdstrahlung sind die Verursacher. Das Entstören eines Schlafplatzes ist nicht möglich, doch können Sie den Einfluß dieser Felder reduzieren, wenn Sie folgendes beachten:
• Verwenden Sie keine Bettgestelle oder Matratzen mit Metallteilen.

*So halten Sie
den Schlafplatz
störungsfrei*
• Stellen Sie weder Radiogeräte oder Digitaluhren noch Fernseher unmittelbar ans Bett.
• Lassen Sie einen Netzfreischalter einbauen, der den Raum nachts spannungsfrei hält (Adressen, Seite 90).
• Verwenden Sie am Bett keine Verlängerungskabel.
• Lassen Sie den Schlafplatz von einem seriösen Rutengänger untersuchen (Adressen, Seite 90).

### Bei Reizüberflutung
Fernsehen, Computerspiele oder laute Musik können Kinder so aufregen, daß sie schlecht einschlafen und der Schlaf unruhig oder voller Albträume ist.
• Lassen Sie Ihr Kind deshalb spätestens eine Stunde vor dem Zubettgehen keine aufregenden Filme anse-

hen, keine zu spannenden Bücher lesen und nicht am Computer sitzen. Besprechen Sie stattdessen in Ruhe eventuelle Aufregungen des Tages.

## Bei Ängsten und Sorgen

Wenn ein Kind beim Einschlafen nicht abschalten kann, spielen fast stets Ängste und Sorgen die entscheidende Rolle.

• Schaffen Sie vor dem Zubettgehen eine entspannte Atmosphäre, und geben Sie dem Kind Gelegenheit, über etwaige Ängste und Sorgen zu sprechen.

• Jeder Streit sollte abends mit einer Versöhnung beendet sein.

• Bewährt haben sich bei jüngeren Schulkindern Einschlafrituale, bei denen erzählt, eine Geschichte vorgelesen, zusammen gebetet oder gesungen wird.

*Einschlafrituale erleichtern das Einschlafen*

• Bei Schulproblemen: Lesen Sie »Probleme in der Schule« (Seite 51).

• Bei häuslichen Schwierigkeiten: Lesen Sie »Familienprobleme« (Seite 26).

• Bei tiefsitzenden Ängsten: Lesen Sie »Ängstlichkeit und Schüchternheit« (Seite 21).

• Bei Schlafstörung durch Kummer, Sorgen und Überanstrengung: Avena sativa Urtinktur (rezeptfrei in Apotheken erhältlich), abends 2mal 15 Tropfen in 1/4 Glas heißem Wasser auflösen, im Abstand von einer halben Stunde austrinken lassen.

• Für Kinder, die Angst vor dem nächsten Tag haben: Ambra grisea D3, 3mal täglich 1 Gabe (Seite 68).

• Bei Angst vor Prüfungen: Argentum nitricum D12, 2mal täglich 1 Gabe (Seite 68).

• Bei blassen Kindern, die nach geistiger Anstrengung nicht schlafen können: Calcium phosphoricum D12, 2mal täglich 1 Gabe (Seite 68).

• Bei Kummer: Ignatia D30, 1mal wöchentlich 1 Gabe (Seite 68).

• Bei Überforderung und Aufregung: Kalium phosphoricum D6, 3mal täglich 1 Gabe (Seite 68).

• Nach Ärger oder Tadel: Natrium muriaticum D30, 1mal wöchentlich 1 Gabe (Seite 68).

• Geben Sie Ihrem Kind von der nebenstehenden Bach-Blütenmischung 4mal täglich 4 Tropfen aus dem Einnahmefläschchen (Seite 62).

*Bach-Blütenmischung gegen Schlafstörungen: Agrimony – Aspen – Mimulus – Rock Rose – White Chestnut*

# Wieder

# gut drauf

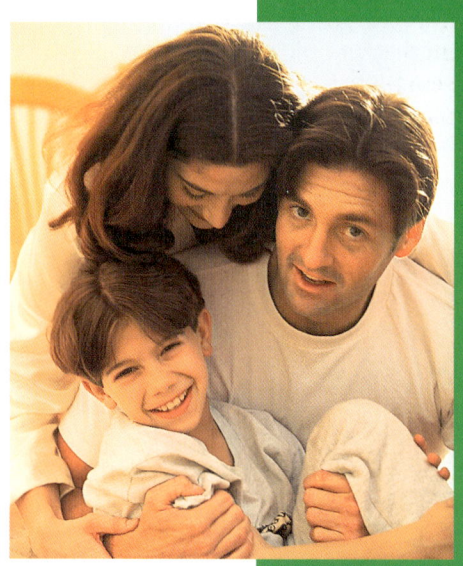

Wie Sie mit Bach-Blüten und Homöopathie, mit gesunder Ernährung, kinesiologischen und Entspannungsübungen Ihrem Kind helfen, wie Sie es fördern und vor Schaden bewahren, stelle ich Ihnen in diesem Kapitel vor.

Auch über Ihre und die Beziehung Ihres Kindes zur Schule können Sie sich Klarheit verschaffen, außerdem darüber, welchen Einfluß Ihr Verhalten auf das Befinden Ihres Kindes hat.

Machen Sie sich mit diesen Erläuterungen und den angebotenen Hilfen vertraut, bevor Sie mit der Selbstbehandlung beginnen.

# Bach-Blüten

Die Bach-Blüten verdanken
ihren Namen dem englischen
Arzt Edward Bach (1886 bis
1936).
Er entdeckte insgesamt 37
Blüten von wild wachsenden
Bäumen und Sträuchern, deren Essenzen Gemütszustände
positiv verändern. Wie dies
möglich ist, läßt sich zwar bis
heute wissenschaftlich nicht erklären, die Erfahrung
aber lehrt, daß Blütenessenzen helfen: Sie lindern Ängste, trösten bei Kummer und Verzweiflung, fördern die
innere Ruhe und stärken das Selbstvertrauen. Sie wirken ohne den Glauben an ihre Heilkraft; sie entfalten
ihre Wirkung auch bei Skeptikern, Säuglingen, Bewußtlosen und Tieren.

**Was Sie mit Bach-Blüten erreichen**
Grundlegende Wesensveränderungen sind
mit Bach-Blüten nicht möglich: Aus einem
lebhaft veranlagten Kind wird kein ruhiges
und aus einem mäßig intelligenten kein
neuer Einstein.
Es werden jedoch seelische Veränderungen
angeregt, die einer positiven Entwicklung der
Persönlichkeit des Kindes dienen.

### Bach-Blüten und Schulstreß
Bach-Blüten können bei Schulstreß auf vielerlei Weise
helfen: Sie reduzieren Unruhe und Ängste, stärken die
Konzentrationsfähigkeit und bauen Prüfungsängste ab.
Auch die Eltern werden
durch Blütenessenzen gelassener und setzen mehr Vertrauen in die Fähigkeiten ihrer Kinder.
Im Kapitel »Schulstreß – die
Hilfen« finden Sie Empfehlungen für bewährte Mi-
schungen und einzelne Blüten, aus denen Sie die zu
Ihrem Kind aktuell passenden auswählen können.
Wenn Sie bei Ihrer Entscheidung unsicher sind, können
Sie die Mittelwahl überprüfen: Auf den Seiten 64 bis 66
sind alle Bach-Blüten mit
ihren wichtigen Eigenschaften zusammengestellt.

**Die Originalfläschchen
von Bach-Blütenessenzen**

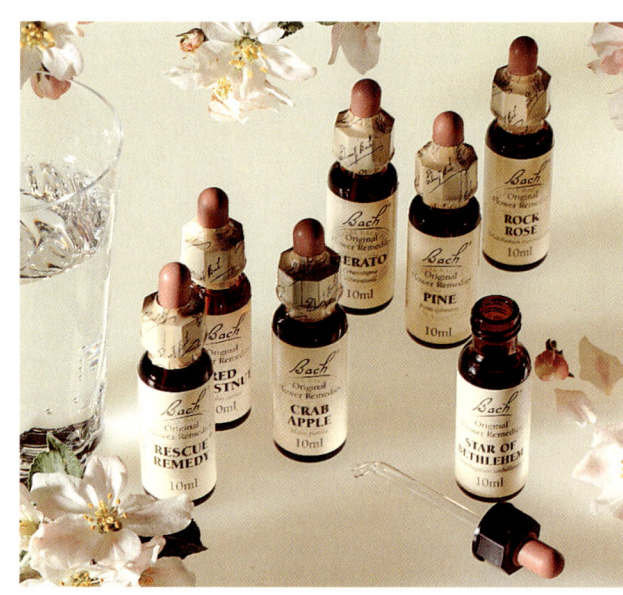

### Zubereitung eines Einnahmefläschchens

Bach-Blütenessenzen im Originalfläschchen erhalten Sie in den meisten Apotheken. Zum Gebrauch werden die Blütenessenzen in einem Einnahmefläschchen verdünnt. Die meisten Apotheken stellen Ihnen eine Verdünnung der von Ihnen ausgewählten Essenzen her. Wenn Sie die Essenzen selbst mischen und verdünnen wollen, brauchen Sie:
- die Originalfläschchen mit den Bach-Blütenessenzen,
- ein leeres Fläschchen (30 ml) mit Tropfer oder Pipette,
- Wasser ohne Kohlensäure (entweder Leitungswasser oder stilles Mineralwasser),
- Obstessig (für Kinder oder für Erwachsene, die keinen Alkohol vertragen) oder 45prozentigen Alkohol oder hochprozentige Spirituosen wie Cognac oder Obstler zum Konservieren der Mischung.

*So wird´s gemacht*
- Blütenessenz einfüllen: Geben Sie in das 30 ml-Fläschchen 3 Tropfen der ausgewählten Bach-Blütenessenz aus dem Originalfläschchen.
- Mischen: Sie können bis zu sieben Blütenessenzen in einem Fläschchen miteinander mischen. Nehmen Sie von jeder Blüte 3 Tropfen.
- Verdünnen: Füllen Sie das Einnahmefläschchen zu drei Viertel mit Wasser und zu einem Viertel mit Ihrem »Konservierungsmittel«. Versehen Sie das Fläschchen mit einem Etikett (Datum, Namen des Kindes und der verwendeten Essenzen).
- Aufbewahrung: Die Originalfläschchen sind lichtgeschützt und bei Zimmertemperatur nahezu unbegrenzt

### Neben- und Wechselwirkungen

Bei Behandlung mit Bach-Blüten sind bisher keine unerwünschten Wirkungen beobachtet worden. Als positive Begleiterscheinungen einer Heilreaktion treten manchmal besonders intensive Träume auf, oder es löst sich ein lang bestehender Kummer in Tränen auf. Wechselwirkungen mit anderen Medikamenten sind nicht bekannt.
Bei einer Konstitutionsbehandlung (Seite 68) sollten Sie den Homöopathen über die Einnahme der Bach-Blüten informieren.

### Einnahmevorschrift für Bach-Blüten

Erwachsene und Kinder geben aus der Einnahmeflasche 4mal täglich 4 Tropfen entweder direkt auf die Zunge oder auf einen Plastiklöffel. Zur vollen Entfaltung der Wirkung die Tropfen einen Augenblick im Mund behalten. Nicht direkt vor oder nach dem Essen einnehmen.

haltbar. Bei den Einnahmefläschchen achten Sie – vor allem zur warmen Jahreszeit – nach etwa 3 Monaten auf Veränderungen in Aussehen und Geschmack. Bei Auffälligkeiten dürfen Sie den Inhalt nicht mehr verwenden.

*Achten Sie nach 3 Monaten auf Veränderungen in Ihrem Einnahmefläschchen*

## Behandlungdauer

Oft zeigt sich – vor allem bei Kindern – schon nachdem das erste Einnahmefläschchen leer ist, eine positive Veränderung. Wenn Sie keine Wirkung beobachten, kann dies folgende Ursachen haben:
• Sie erwarten zuviel und bemerken deshalb kleine Veränderungen nicht. Fragen Sie Ihren Lebenspartner oder Freunde, ob sie Veränderungen am Zustand des Kindes beobachtet haben.
• Die Mischung paßt nicht zu Ihrem Kind oder zu Ihnen. Überprüfen Sie, ob vielleicht andere Blüten in Frage kommen, oder lassen Sie sich von einem Bach-Blüten-Therapeuten beraten.
• Bei grundlegenden Problemen, etwa bei Mangel an Selbstvertrauen oder bei der Unfähigkeit, »Nein« zu sagen, benötigen Sie einige Monate Geduld.

## Notfall-Tropfen (Rescue Remedy)

Die »Notfalltropfen« sind eine von Dr. Bach aus mehreren Blüten zusammengestellte Mischung, die Sie im Originalfläschchen in den meisten Apotheken bekommen.
Notfalltropfen helfen innerhalb von wenigen Minuten in Unfall- und Schocksituationen und stabilisieren das seelische Gleichgewicht bei allen außergewöhnlichen Belastungen. In der Schule könnten dies sein:
• Lampenfieber vor einer mündlichen oder schriftlichen Prüfung,
• seelische Verletzungen (wie Zurückweisungen, Gefühle von Ablehnung oder Verlassenheit),
• der Gang zum Lehrer (Lehrergespräch, Elternabend).

**Einnahmevorschrift Notfall-Tropfen**
2 Tropfen aus dem Originalfläschchen unverdünnt direkt auf die Zunge geben oder vom Handrücken ablecken.
Oder: 4 Tropfen aus dem Originalfläschchen in einem Glas (0,2 l) mit Wasser ohne Kohlensäure verdünnen und innerhalb von etwa 15 Minuten in kleinen Schlucken trinken.
Die Einnahme kann beliebig oft wiederholt werden.

# Wer braucht welche Bach-Blüte?

## Agrimony (Odermennig)
- ist schlaflos durch Sorgen
- spricht nicht über seine Sorgen
- läßt sich leicht und gern ablenken
- vermeidet Streit und Konflikte
- ist nicht gern allein
- ist harmoniebedürftig
- ist eine »Betriebsnudel«

## Aspen (Espe)
- leidet an grundlosen Ängsten
- hat Angst vor Dunkelheit
- ist sehr empfindsam und sensibel, »hört das Gras wachsen«
- hat öfter Albträume

## Beech (Rotbuche)
- tadelt leicht andere und lehnt Fremdes ab
- neigt zur Intoleranz und zum Nörgeln
- kann bestimmte Situationen oder Menschen nicht akzeptieren
- reagiert pedantisch und kleinlich
- kann Menschen gut imitieren

## Centaury (Tausendgüldenkraut)
- hat Schwierigkeiten, »Nein« zu sagen
- läßt sich leicht beeinflussen
- ist sehr hilfsbereit und kann anderen schlecht eine Bitte abschlagen
- kann sich nicht durchsetzen
- ist angepaßt
- läßt sich leicht ausnutzen

## Cerato (Bleiwurz)
- wirkt unsicher und unselbständig
- streicht in Schul- und Hausaufgaben das Richtige wieder durch
- hat Schwierigkeiten, sich spontan zu entscheiden
- hat wenig Vertrauen in die eigene Meinung
- fragt viel, was es machen soll
- hat Angst vor Verantwortung

## Cherry Plum (Kirschpflaume)
- hat Angst davor, »auszurasten«
- wirkt oft angespannt
- neigt zu Wutausbrüchen
- hat oft Albträume
- kaut oft an den Fingernägeln

## Chestnut Bud (Roßkastanien-Knospe)
- ihm fällt das Lernen schwer
- macht immer wieder die gleichen Fehler
- verliert leicht seine Sachen
- ist unruhig und hastig
- konzentriert sich schlecht
- macht oft Flüchtigkeitsfehler

## Chicory (Wegwarte)
- ist beleidigt, wenn etwas nicht nach den eigenen Vorstellungen geht
- weiß genau, was für andere das Beste ist
- ist enttäuscht, wenn andere undankbar sind
- neigt zu Selbstmitleid
- verlangt nach Zuneigung und Gesellschaft
- ist überfürsorglich und betulich

## Clematis (Weiße Waldrebe)
- flüchtet sich bei Problemen in eine Phantasiewelt
- wirkt apathisch und schläfrig
- ist unaufmerksam, zerstreut
- kann sich schlecht konzentrieren
- ist schreckhaft
- hat ein schlechtes Gedächtnis
- ist mit den Gedanken bei zukünftigen Dingen

## Crab Apple (Holzapfel)
- hat ein großes Verlangen nach Sauberkeit
- ist besorgt um Kleinigkeiten
- kann für sich nicht entscheiden, was wichtig ist
- neigt dazu, sich zu verzetteln
- ist pedantisch, wählerisch
- achtet sehr auf Äußerlichkeiten

## Elm (Ulme)
- fühlt sich überfordert
- ist im Streß wegen der von ihm verlangten Leistung
- zweifelt plötzlich an seinen Fähigkeiten
- ist erschöpft durch Streß
- ist mutlos angesichts einer bevorstehenden Prüfung

## Gentian (Herbstenzian)
- läßt sich schnell entmutigen
- hat eine pessimistische Lebenseinstellung
- reagiert bei Fehlschlägen depressiv
- ist skeptisch und zweifelnd
- hat keine oder zu wenig Ausdauer

## Wer braucht welche Bach-Blüte?

- gibt schnell auf bei Schwierigkeiten

### Gorse (Stechginster)
- ist hoffnungslos und resigniert
- ist still und in sich gekehrt oder aggressiv und laut
- glaubt nicht, daß sich seine Situation wieder verbessern wird
- hat das Gefühl, daß alles keinen Zweck hat
- glaubt nicht, daß ihm jemand helfen kann

### Heather (Heidekraut)
- will ständig im Mittelpunkt stehen
- ist wenig mitfühlend
- kann nicht gut allein sein
- verlangt stark nach Zuwendung
- kann schlecht zuhören
- erzählt unaufhörlich

### Holly (Stechpalme)
- ist schnell gereizt und aggressiv
- ist jähzornig, schlägt andere
- rastet leicht aus
- neigt zur Eifersucht
- fühlt sich leicht beleidigt
- neigt zu Neidgefühlen und Schadenfreude

### Honeysuckle (Geißblatt)
- kann sich schlecht konzentrieren
- ist nachtragend
- neigt zum Grübeln
- neigt zu Heimweh

- kann sich detailliert an Menschen oder vergangene Situationen erinnern
- beschäftigt sich viel mit der Vergangenheit

### Hornbeam (Weißbuche)
- zweifelt daran, seine Aufgaben zu schaffen
- braucht lange, um mit der Arbeit anzufangen
- kommt morgens schwer in Gang, Morgenmuffel
- ist müde und erschöpft
- fühlt sich schwach und lustlos

### Impatiens (Drüsentragendes Springkraut)
- ist nervös und leicht reizbar
- ist ungeduldig, kann nicht warten
- ist dauernd in Bewegung
- wirkt meist hektisch und unruhig
- bekommt Wutanfälle bei Müdigkeit
- fühlt sich von langsamen Menschen »genervt«
- redet und denkt schnell

### Larch (Lärche)
- ordnet sich willig unter
- ist schüchtern und ängstlich in Gegenwart von Fremden
- verträgt Kritik schlecht
- traut sich nichts zu
- hat Angst, etwas falsch zu machen oder sich zu blamieren
- ist ehrgeizig
- ist geltungsbedürftig

### Mimulus (Gefleckte Gauklerblume)
- errötet oft
- hat Hemmungen
- hat Angst vor Prüfungen
- hat viele Ängste (so vor Gewitter, Monster, Tieren)
- hat oft Lampenfieber
- reagiert überempfindlich auf laute Geräusche
- fühlt sich in Gesellschaft leicht eingeschüchtert oder nervös

### Olive (Olive)
- fühlt sich völlig »fertig«
- ist blaß und sieht erschöpft aus
- macht einen müden Eindruck
- hat zu nichts Lust
- ermüdet schnell
- hat wenig Freude und Interesse an seinem Alltag
- ihm ist alles zu viel, möchte nur noch seine Ruhe

### Pine (Föhre)
- ist unzufrieden mit seinen Leistungen
- sucht die Schuld bei sich, wenn etwas schiefgeht
- hat schnell anderen gegenüber Schuldgefühle

### Red Chestnut (Rote Roßkastanie)
- macht sich übertriebene Sorgen um Angehörige
- Eltern haben eine zu feste emotionale Bindung an ihre Kinder

# Wer braucht welche Bach-Blüte?

### (Red Chestnut)
- malt sich schreckliche Situationen aus, wenn Angehörige nicht pünktlich nach Hause kommen
- Eltern neigen zum »Überbehüten«
- geht mit sich selbst zu sorglos um
- trennt sich ungern, auch nur kurzzeitig, von geliebten Menschen

### Rock Rose (Gelbes Sonnenröschen)
- reagiert in unerwarteten Situationen leicht panisch
- wacht schweißgebadet aus Albträumen auf
- befindet sich körperlich oder seelisch in einer Situation, die große Angst macht
- ist durch Angst gelähmt und blockiert
- ist verzeifelt aus Angst
- zittert vor Angst am ganzen Körper

### Scleranthus (Einjähriger Knäuel)
- ist labil und sprunghaft
- läßt sich leicht ablenken
- kann sich schlecht konzentrieren
- ist oft launisch und unausgeglichen
- ändert schnell seine Entscheidungen, wirkt deshalb unzuverlässig
- möchte überall dabei sein, nichts versäumen

### Star of Bethlehem (Doldiger Milchstern)
- wirkt bedrückt oder traurig
- ist seit Geburt eines Geschwisters aggressiv
- muß häufig an eine zurückliegende Schock- oder Trauersituation denken
- leidet an körperlichen Beschwerden durch Kummer
- fühlt sich unglücklich, braucht einen »Seelentröster«
- leidet an seelischen Verletzungen wie Ablehnung, mangelnde Zuwendung

### Sweet Chestnut (Edelkastanie)
- ist mutlos und völlig verzweifelt
- zeigt die Verzweiflung durch stille Trauer oder bockiges und abweisendes Verhalten
- sieht keinen Ausweg mehr aus seiner augenblicklichen Situation
- ist traurig und ohne Hoffnug

### Vine (Weinrebe)
- versucht seinen Willen durchzusetzen, gegebenenfalls auch mit Gewalt
- reagiert nicht auf Zurechtweisung und Tadel
- ist ehrgeizig und dominierend
- ist rechthaberisch
- übt gerne Macht aus und ist in Gruppen schnell der Anführer

### White Chestnut (Weiße Roßkastanie)
- kann sich schlecht konzentrieren
- kann abends nicht abschalten
- kann nicht einschlafen, weil dauernd dieselben Gedanken durch den Kopf gehen
- neigt zum Grübeln
- die Gedanken drehen sich wie in einem Karussell
- beschäftigt sich ständig mit unangenehmen Gedanken

### Wild Rose (Heckenröschen)
- wirkt still und resigniert
- ihm fehlt die Motivation zum Lernen
- fügt sich klaglos in sein Schicksal
- ist innerlich teilnahmslos und gleichgültig
- fühlt sich traurig und hat keine Lust, etwas zu tun

### Willow (Weide)
- ist wehleidig
- fühlt sich ungerecht behandelt
- ist mutlos und verbittert
- hat das Gefühl, daß es allen anderen besser geht
- sucht die Fehler immer erst bei anderen
- neigt zu Neid und Mißgunst
- fühlt sich meist als Opfer widriger Umstände
- neigt zu Selbstmitleid

# Homöopathie

Die Homöopathie ist eine naturheilkundliche Therapie, die vor rund 200 Jahren von dem Arzt Samuel Hahnemann (1755 bis 1843) entwickelt wurde.

### Das Ähnlichkeitsprinzip

Durch Beobachtung und viele Selbstversuche erkannte Hahnemann, daß eine Krankheit mit der Substanz geheilt werden kann, die beim Gesunden ähnliche Krankheitssymptome auslöst. Praktisch bedeutet das: Ein an Durchfall Erkrankter bekommt ein Mittel, das in starker Dosierung beim Gesunden Durchfall auslöst. Homöopathische Mittel verstärken minimal die vorhandenen Krankheitssymptome und mobilisieren damit die Selbstheilungskräfte des Organismus. Dieses Wirkprinzip heißt Ähnlichkeitsprinzip: »Similia similibus curentur« (Ähnliches wird von Ähnlichem geheilt).

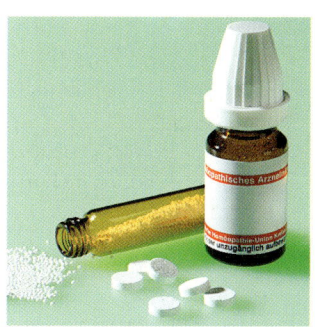

**Homöopathische Mittel werden als Milchzucker-Kügelchen (Globuli), Tabletten und Tropfen angeboten.**

### Die homöopathischen Mittel

Bei der Herstellung homöopathischer Mittel werden pflanzliche, tierische und mineralische Substanzen mit 60prozentigem Alkohol verdünnt und verschüttelt. Man nennt diesen Vorgang »Potenzieren«.
Zur Herstellung einer Verdünnung 1:10 wird 1 Tropfen einer Substanz, zum Beispiel eine Pflanzenessenz, mit 9 Tropfen 60prozentigem Alkohol vermischt und zehnmal verschüttelt. Dabei entsteht eine Potenz, die man mit D1 bezeichnet. Der Buchstabe »D« kennzeichnet, wie verdünnt wird (Randspalte), und die Zahl 1 gibt an, wie oft dieser Schritt wiederholt wurde. Eine Potenz D12 ist demnach ein Mittel, das zwölfmal hintereinander im Verhältnis 1:10 verdünnt und anschließend verschüttelt wurde.
Warum und wie homöopathische Mittel wirken, ist wissenschaftlich ungeklärt und umstritten, da bei Verdünnungen über D23 oder C12 chemisch kein einziges Molekül der Ausgangssubstanz mehr nachweisbar ist. Die Erfahrung zeigt, daß die Wirkung nicht auf Einbildung beruht: Homöopathische Mittel wirken auch bei Skeptikern, Bewußtlosen, Säuglingen und Tieren. Sie scheinen die Selbstheilungskräfte zu verstärkter Reaktion anzuregen.

*Homöopathische Potenzierungsstufen*
*D: Verdünnung im Verhältnis 1:10*
*C: Verdünnung im Verhältnis 1:100*
*Q und LM: Verdünnung im Verhältnis 1:50000*

Homöopathische Mittel sind als Tabletten, Tropfen und Globuli (Kügelchen aus Milchzucker) rezeptfrei in allen Apotheken erhältlich. Kinder sollten nur mit Globuli oder Tabletten behandelt werden (die Tropfen enthalten Alkohol).

### Die individuelle Mittelfindung

Jedes homöopathische Mittel besitzt eine Art »Steckbrief«, Arzneimittelbild genannt, das aus einer langen Liste von Krankheitssymptomen besteht.

Die Behandlung bei einem Homöopathen beginnt mit einer ausführlichen Aufnahme der Krankheitsgeschichte (Anamnese). Dabei interessiert den Homöopathen neben allen Krankheitssymptomen auch die Psyche, zum Beispiel, ob man ängstlich ist, schnell wütend wird, sich gerne trösten läßt. Durch Vergleich mit den Arzneimittelbildern wählt der Homöopath schließlich das Mittel aus, das den Krankheitssymptomen und der Persönlichkeit am ähnlichsten ist. Diese Form der Homöopathie geht auf Hahnemann zurück und heißt »klassisch«. Dabei wird immer nur ein individuell ausgewähltes Mittel verordnet.

Im Gegensatz dazu gibt es die Behandlung mit mehreren Mitteln gleichzeitig oder mit vorgefertigten Mischungen, den Komplexmitteln.

**Einnahmevorschrift für homöopathische Mittel**
- Gabengröße: Eine Gabe besteht aus 1 Tablette oder 5 Globuli oder 5 Tropfen (Tropfen nur für Erwachsene)
- Häufigkeit der Gabe:
bei D6 3mal täglich 1 Gabe
bei D12 2mal täglich 1 Gabe
bei D30 1mal wöchentlich 1 Gabe.
- Weichen Sie bitte (gerade bei Ausnahmen) nicht von den jeweils angegebenen Potenzen und Dosierungsvorschriften ab.

*Die konstitutionelle Behandlung – das maßgeschneiderte Programm gegen alle erdenklichen Beschwerden*

### Konstitutionelle Behandlung

Eine Behandlung der Konstitution (Seite 10) dient der Verbesserung der Reaktionsfähigkeit. Dazu wählt der Homöopath das zur Persönlichkeit am besten passende Mittel aus und behandelt zu einer Zeit, in der keine akute Erkrankung (etwa eine Erkältung) vorliegt. Eine derart »maßgeschneiderte« Behandlung ist besonders hilfreich bei Bauch- und Kopfschmerzen ohne erkennbare Ursachen, bei chronischen Erkrankungen (wie Ekzemen) oder psychischen Veränderungen (wie Ängsten, Aggressivität, Unruhezuständen). Durchgeführt wird die Konstitutionsbehandlung von einem »klassischen Homöopathen«, der Arzt oder Heilpraktiker sein kann.

### Die homöopathische Selbstbehandlung

Eine Selbstbehandlung mit homöopathischen Mitteln ist erfolgreich, wenn Sie das passende Mittel finden.

• Mittelauswahl: Bei den Beschwerden im Kapitel »Schulstreß – die Hilfen« (Seite 16) finden Sie oft mehrere homöopathische Mittel zur Auswahl. Sind Sie sich Ihrer Sache nicht sicher, überprüfen Sie bitte Ihre Entscheidung anhand der Beschreibung einzelner Mittel (Seite 70 und 71). Bedenken Sie, daß nicht immer alle aufgeführten Symptome gleichzeitig vorhanden sein müssen.

• Erstverschlimmerung: Manchmal tritt bei Einnahme des passenden Mittels eine vorübergehende Verstärkung der Beschwerden auf. Dies ist eine Heilreaktion, die von alleine nachläßt, sobald Sie das Mittel absetzen.

• Einnahmedauer: Nehmen Sie das Mittel immer nur bis zur Besserung der Beschwerden. Setzen Sie es ab, wenn sich der aktuelle Gesundheitszustand nicht mehr ändert.

### Wissenswertes zur Selbstbehandlung

• Behandeln Sie nicht gleichzeitig mit mehreren homöopathischen Mitteln.

• Homöopathische Mittel wirken über die Mundschleimhaut und sollten deshalb nicht direkt vor oder nach dem Essen und nach dem Zähneputzen eingenommen werden.

• Cola- und koffeinhaltige Produkte sowie Pfefferminze beeinträchtigen die Wirkung homöopathischer Mittel. Während der Behandlung muß darauf verzichtet werden.

• Die in diesem Buch empfohlenen homöopathischen Arzneien können gleichzeitig mit ärztlich verordneten Medikamenten eingenommen werden.

• Beim Auftreten neuer Symptome muß das Mittel abgesetzt werden.

## Wer braucht welches homöopathische Mittel?

**Acidum phosphoricum**
- erschöpft durch Überforderung
- unfähig zu geistiger Arbeit, der Kopf ist wie benommen
- drückende Kopfschmerzen, vor allem am Scheitel
- Schlafstörungen
- unruhig
- ängstlich
- teilnahmslos durch Kummer und Sorgen

**Acidum picrinicum**
- Nervenschwäche
- niedergeschlagen und müde schon bei leichter Anstrengung
- besitzt wenig Willenskraft
- Kopfschmerzen, vor allem ausgelöst durch geistige Anstrengung
- erschöpft durch die geringste Anstrengung

**Agaricus muscarius**
- Wutanfälle
- Abneigung gegen Arbeit
- oft deutliche Ungeschicklichkeit, läßt Dinge leicht fallen oder stößt sie um
- Konzentrationsstörungen
- spricht ununterbrochen, lacht und singt
- sprunghaft in Gedanken und Handlungen

**Ambra grisea**
- nervös und erschöpft
- mageres, unruhiges Kind
- aufgeregt und ruhelos
- gleichgültig und traurig
- empfindet alles Außergewöhnliche als schwierig

- kann nicht einschlafen wegen Sorgen und Ängsten, die sich auf den nächsten Tag beziehen

**Argentum nitricum**
- Lampenfieber
- Bauchschmerzen oder Durchfall aus Angst vor einer Prüfung, bei Aufregungen
- kann nicht einschlafen aus Angst vor einer Prüfung
- tut alles in Eile, wirkt gehetzt
- starkes Verlangen nach Zucker

**Baryta carbonica**
- körperlich und geistig schwerfällig
- antriebsschwach, langsam
- schüchtern und ablehnend Fremden gegenüber
- schnell erschöpft, wird dann reizbar oder mürrisch
- verminderte Aufnahme- und Merkfähigkeit
- Konzentrationsschwäche

**Calcium carbonicum**
- vorsichtig bei allem Neuen
- schüchtern und antriebsschwach
- langsam
- mangelndes Selbstvertrauen
- Schwierigkeiten beim Rechnen, Lesen und Schreiben
- eigensinnig und stur, wenn es seine Tätigkeiten unterbrechen oder Pläne ändern soll
- Angst im Dunkeln und vor der Zukunft

**Calcium phosphoricum**
- kann sich nicht konzentrieren
- leicht unruhig bis ausgeprägt zappelig
- dünn und blaß
- scheu, ängstlich
- reizbar
- Kopfschmerzen nach der Schule oder bei Hausaufgaben
- Schlaflosigkeit
- Wachstumsschmerzen

**Coffea cruda**
- schlaflos nach freudiger Erregung oder durch Vorfreude
- ist aufgedreht wie nach zuviel Kaffee
- kann nicht einschlafen, nach zuviel Cola
- kann nicht einschlafen, weil abends zu viel gelesen oder gelernt
- nervös erregbar

Bitte abweichende Einnahmevorschrift beachten: abends 5 Globuli

**Cuprum**
- heftige Bauchkrämpfe
- kolikartige Bauchschmerzen, die durch Bewegung schlimmer werden

**Gelsemium**
- Lampenfieber
- Kopfschmerz durch Angst oder Ärger
- nervös
- hat Prüfungsängste
- zittert vor Anspannung
- Durchfall vor Aufregung und Angst

# Wer braucht welches homöopathische Mittel?

**Hyoscyamus**
- redet ständig
- aggressiv
- unruhig
- gewalttätig, vor allem Geschwistern gegenüber
- hat Wutausbrüche

**Ignatia**
- Beschwerden nach Schreck, Kummer oder Kränkungen
- Schlaflosigkeit von nervösen Kindern
- schnell wechselnde Stimmungen
- reizbar
- zieht sich in sich zurück bei schulischen oder familiären Problemen
- rascher Stimmungswechsel

**Kalium bromatum**
- unruhig
- bewegt ständig die Hände
- schlaflos durch Kummer
- nächtliche Angstzustände
- Albträume
- Zähneknirschen

**Kalium phosphoricum**
- Kopfschmerz nach Schule oder bei Hausaufgaben
- nervöser Durchfall
- hat Schwierigkeiten, sich zu konzentrieren
- ist rasch ermüdbar
- nervöse Erschöpfung und Schlaflosigkeit infolge von Überforderung
- weint leicht

**Magnesium carbonicum**
- Ängstlichkeit
- Aggressivität

- nervöse Unruhe
- Gereiztheit mit Zornausbrüchen
- Konzentrationsstörungen
- Morgenmuffel

**Magnesium phosphoricum**
- Kopfschmerzen durch Verspannungen
- Bauchschmerzen mit Zusammenkrümmen vor Schmerz
- Magen-Darm-Koliken mit Völlegefühl im Bauch
- innere Unruhe und Neigung zur Verkrampfung
- Schlafstörungen durch Anspannung
**Abweichende Einnahmevorschrift:** Bei akuten Bauch- und Kopfschmerzen 10 Tabletten in etwas heißem Wasser auflösen, in kleinen Schlucken trinken

**Natrium muriaticum**
- Kopfschmerzen in und nach der Schule
- Beschwerden durch Kummer oder Kränkungen
- reagiert empfindlich auf Ärger, Tadel
- ehrgeizig, möchte gute Leistungen bringen
- frißt den Kummer in sich hinein, mag keinen Trost
- Schlafstörungen durch Kummer
- ernst und verschlossen

**Nux vomica**
- aggressiv durch Unzufriedenheit
- reizbar
- kann nicht verlieren

- kann keinen Fehler zugeben
- Angst im Dunkeln

**Phosphor**
- ängstlich
- schnell erschöpft, zum Beispiel nach der Schule
- konzentrationsschwach
- unruhig
- schneller Wechsel von großer Aktivität und Müdigkeit
- Angst beim Alleinsein, vor Dunkelheit und Gewitter

**Silicea**
- zarte Kinder
- schüchtern und ängstlich
- Mangel an Selbstvertrauen
- Lampenfieber
- kann sich nicht konzentrieren
- kann nicht schlafen
- Kopfschmerz beginnt im Nacken und zieht zur Stirn

**Stramonium**
- intensive Ängste
- aggressiv
- verändertes Verhalten nach Schreck
- Wutausbrüche
- sehr unruhig

**Zincum metallicum**
- Ruhelosigkeit
- reizbar mit Neigung zu Wutausbrüchen
- jammert und ist unzufrieden
- ist geschwätzig
- neigt zu Zuckungen und Grimassen
- macht Fehler beim Sprechen und Schreiben

# Pädagogische Kinesiologie

*Übungen zur Behandlung von Lernproblemen und Verhaltensauffälligkeiten*

Angeregt durch seine Arbeit mit lernbehinderten Kindern und Erwachsenen, entwickelte der amerikanische Pädagoge Dr. Paul Dennison um 1969 Übungen zur Behandlung von Lernproblemen und Verhaltensauffälligkeiten. Als Pädagogische Kinesiologie wird diese Methode seitdem mit Erfolg eingesetzt. Sie vereint das Gedankengut der traditionellen chinesischen Medizin mit Erkenntnissen der Gehirnforschung:

• Bewegung beeinflußt nicht nur körperliches Wohlbefinden, sondern wirkt sich auch positiv auf die Seele und unsere Denkfähigkeit aus.

• Die Denkvorgänge im Kopf entsprechen den Bewegungsabläufen. So wie beim Gehen die rechte und die linke Körperhälfte zusammenarbeiten, müssen dies beim Denken die beiden Gehirnhälften tun, die »analytische« (linke) und die »kreative« (rechte). Ist ihr Zusammenspiel gestört, kommt es zwischen den Gehirnhälften zum Ungleichgewicht (Dysbalance) und dadurch zu Lernstörungen.

• Um gesund und leistungsfähig zu sein, muß unsere Lebensenergie entlang von Energieleitbahnen (Meridianen) frei durch den Körper fließen können. Wird der Energiefluß beispielsweise durch Streßsituationen gestört, kommt es zu Energieblockaden.

**So verlaufen die Energieleitbahnen (Meridiane) auf dem Körper.**

• Die Dysbalance der Gehirnhälften und die Energieblockaden lassen sich auflösen mit Hilfe von Bewegungsübungen – die Lernfähigkeit wird verbessert.

## Wo Pädagogische Kinesiologie hilft

Die kinesiologischen Übungen werden eingesetzt, um Kindern beim Verarbeiten von Lernstoff und beim Streßabbau zu helfen. Folgende schulische Probleme sind mit kinesiologischen Methoden gut zu behandeln:

• Lernstörungen: Schwierigkeiten beim Schreiben, Lesen und Rechnen.

• Körperliche Beschwerden: regelmäßig heftige Bauchschmerzen, Fieber oder andere Krankheiten vor Schulaufgaben oder Prüfungen.

• Leistungshindernisse: zum Beispiel Angstblockaden.

• Verhaltensauffälligkeiten wie Träumen und Trödeln über den Hausaufgaben, starke Unruhe, Zappeligkeit,

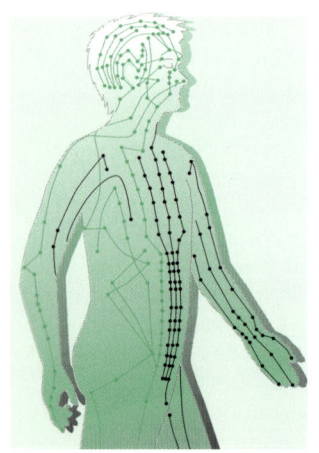

wenn ein Kind immer das erste sein will, sich in den Vordergrund drängt, aggressiv und vorlaut ist, auch bei Schwerfälligkeit, Langsamkeit und wenn das Kind in Gruppen leicht ins Hintertreffen gerät.

## So wirkt Pädagogische Kinesiologie

Unbewältigte Erlebnisse, starke negative Erfahrungen, innere und äußere Verletzungen, aber auch unverträgliche Nahrungsmittel oder schädigende Umweltfaktoren können den Energiefluß im Körper blockieren. *Kinesiologische Übungen lösen Energieblockaden und Muskelverspannungen* Jede Blockade bewirkt, daß die Balance von rechter und linker Hirnhälfte gestört ist. Einschränkungen der Denk- und Lernfähigkeit sowie chronische Muskelverspannungen sind die Folge. So wird ein Mensch, vor allem in schwierigen Situationen, immer weniger leistungsfähig.

Die Übungen nach Dennison wirken diesem Prozeß entgegen: Sie trainieren zum einen das Zusammenspiel der Gehirnhälften durch Bewegungsabläufe, die das Gesichtsfeld überkreuzen. Zum anderen werden bestimmte Punkte auf den Energiebahnen (die Akupunkturpunkte) aktiviert, um die Blockaden zu beseitigen. Und schließlich dienen die Übungen der gezielten Entspannung der Muskulatur, wobei sich auch Durchblutung und Sauerstoffversorgung verbessern und damit die Leistungsfähigkeit wieder erhöht.

*Mit der Entspannung verbessern sich Durchblutung und Leistungsfähigkeit*

## So wird´s gemacht

Auf den Seiten 74 und 75 finden Sie die sechs Grundübungen in Wort und Bild. Sie werden bei den Beschwerden im Kapitel »Schulstreß – die Hilfen« jeweils auf eine bestimmte Übung verwiesen; Sie können jedoch auch bei der ersten Übung beginnend alle Übungen bis zur empfohlenen, oder – noch besser – stets das ganze Programm zusammen mit Ihrem Kind durchmachen.

Wenn Sie noch keine Erfahrung mit kinesiologischen Übungen haben, empfiehlt sich der Besuch eines Kurses, einer kinesiologischen Praxis (Adressen, Seite 90) oder der Kauf eines Übungsbuches (Bücher, Seite 91), um die Übungen richtig zu erlernen. Üben Sie danach auch zu Hause täglich, Ihrem Kind zuliebe mit ihm zusammen.

# Kinesiologische Übungen für den Schulalltag

### 1 »Überkreuzen«

• *Wirkung:* Regt beide Hirnhälften zu gleichzeitigem Arbeiten an und löst Blockaden beim Sehen, Hören und Denken. Deshalb sollte diese Übung immer am Anfang einer Übungsfolge stehen.

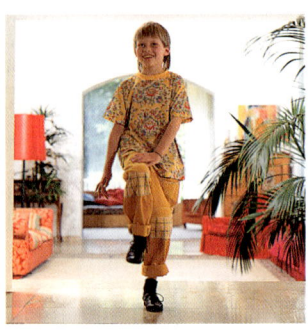

• *Ausführung:* Ihr Kind steht aufrecht, die Arme hängen locker an den Seiten. Das rechte Knie nach vorn anheben, bis es bequem mit der linken Hand berührt werden kann, danach rechtes Bein wieder absetzen. Die Übung mit dem linken Bein und der rechten Hand nach gleichem Muster wiederholen. Die beiden Überkreuzbewegungen sollen nun im Wechsel und in gleichmäßigem Rhythmus so lange wiederholt werden, bis sie wie von selbst gehen.

### 2 »Schwerkraftgleiter«

• *Wirkung:* Trainiert das körperliche und verbessert damit das seelische Gleichgewicht. Die Übung gibt Selbstsicherheit, Vertrauen und Zuversicht.

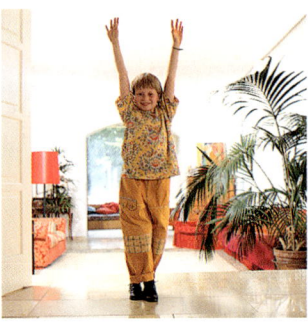

• *Ausführung:* Überkreuzen der Beine im Stehen – es spielt keine Rolle welches Bein vorn steht. Oberkörper langsam vorbeugen, Arme hängen locker nach unten, Knie sind nicht ganz durchgedrückt. Mit Oberkörper und Armen seitlich aufwärts nach rechts, zurück zur Mitte und nach links pendeln. Bei der Aufwärtsbewegung einatmen, bei der Abwärtsbewegung ausatmen. Zuletzt aufrichten und kräftig strecken. Einmal wiederholen mit gewechselter Fußstellung.

### 3 »Liegende Acht malen«

• *Wirkung:* Wirkungsvoll bei Lese- und Schreibproblemen, weil das Zusammenspiel der Gehirnhälften trainiert wird. Dies ermöglicht lockeres und flüssiges Schreiben und verbessert die Schreibfähigkeit, zum Beispiel, wenn die Schreibhand müde wird.

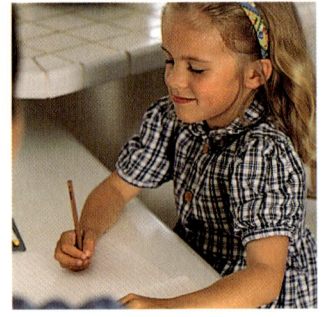

• *Ausführung:* Malen Sie eine große liegende Acht als Vorlage. Ihr Kind zeichnet die Vorlage nach, von der Mitte der Acht nach oben ziehend, dabei ist unwichtig, welche Seite der Acht Ihr Kind zuerst malt. Fällt es ihm schwer, der Acht zu folgen, versehen Sie die Zahl mit Pfeilen. Führen Sie gegebenenfalls die Hand des Kindes. Übung 30mal wiederholen.

# Kinesiologische Übungen für den Schulalltag

### 4 »Muntermacher«
• *Wirkung:* Erfrischt den gesamten Organismus, fördert die Aufmerksamkeit, verbessert die Bereitschaft, Informationen aufzunehmen.

### 5 »Denkmütze«
• *Wirkung:* Die Übung stimuliert über 400 Energiepunkte, erleichtert das Zuhören und verbessert die Konzentrationsfähigkeit.

### 6 »Streßreduktion«
• *Wirkung:* Diese Übung baut Streßblockaden ab und ermöglicht verändertes Verhalten in Streßsituationen.

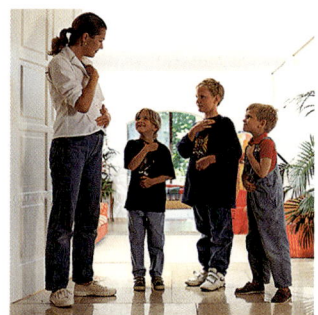

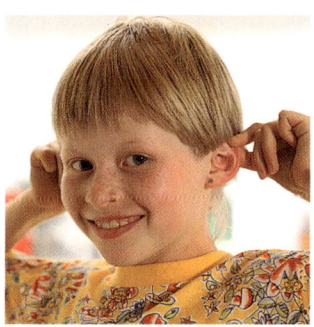

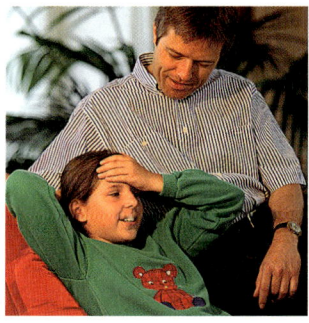

• *Ausführung:* Daumen und Zeigefinger einer Hand massieren die Akupunkturpunkte (Niere 27), die im weichen Gewebe direkt unterhalb des Schlüsselbeines am Rand des Brustbeines liegen (Foto). Die andere Hand reibt gleichzeitig leicht den Bereich um den Bauchnabel.
Diese Übung sollte Ihr Kind 20 bis 30 Sekunden durchführen, dann die Hände wechseln und erneut für 20 bis 30 Sekunden massieren. Es spielt keine Rolle, mit welcher Hand Ihr Kind beginnt.

• *Ausführung:* Ihr Kind faßt mit jeder Hand den oberen äußeren Ohrrand zwischen Daumen und Zeigefinger, so daß die Daumen außen, die Zeigefinger innen zu liegen kommen. Dann soll es oben beginnend, den Ohrrand massieren und die Ohren dabei »auseinanderfalten« und lang ziehen. Nun die Ränder beider Ohren gleichzeitig langsam von oben nach unten bis zu den Ohrläppchen massieren und diese langziehen.
Die Übung mindestens dreimal wiederholen.

• *Ausführung:* Entspannt sitzend, legt Ihr Kind eine Hand mit der Innenfläche auf die Stirn und zwar so, daß dabei die beiden Stirnbeinhöcker zwischen Haaransatz und den Augenbrauen berührt werden. Die andere Hand hält den Hinterkopf. Jetzt denkt Ihr Kind an eine Situation, die Angst oder Streß macht (etwa eine schlechte Schulnote) und versucht, diese noch einmal genau zu fühlen. Dann soll es sich einen positiven Ausgang der Situation vorstellen (eine bessere Note). Dauer der Übung: etwa 10 Minuten.

Sollten Sie nach 4 Wochen Anwendung keine positive Veränderung beobachten, lassen Sie Ihr Kind bei einem Kinesiologen auf Energieblockaden testen. Er kann dann ein »maßgeschneidertes« Übungsprogramm zusammenstellen (Adressen, Seite 90).

## Entspannungstechniken

*Streßabbau durch gezielte Entspannung*

Entspannungstechniken wie »Autogenes Training« und »Progressive Muskelentspannung nach Jacobson« lösen Verspannungen im Körper und helfen so beim Streßabbau. Regelmäßiges Üben führt zu
• Entspannung von Körper und Geist
• innerer und äußerer Beruhigung
• besserer Konzentrationsfähigkeit.
Beide Methoden können auch Kinder erlernen.

### Autogenes Training (AT)
Das Autogene Training ist eine Entspannungsmethode, bei der durch Autosuggestion (Selbsthypnose) eine direkte Beeinflussung des Nervensystems erreicht wird. Allein durch die Vorstellungskraft, etwa durch das Vertiefen in die Gefühle von Schwere und Wärme, kommt es zu körperlicher Entspannung, innerer Ruhe und Gelassenheit. Kinder wie Erwachsene werden durch AT belastbarer und bauen eine nervliche »Schutzschicht« gegen Streß auf. Für sehr unruhige Kinder, die sich schlecht konzentrieren können, ist diese Methode nicht geeignet. Sie sollten zum Streßabbau kinesiologische Übungen (Seite 74) oder Progressive Muskelentspannung (Seite 77) anwenden.

### So wird´s gemacht

*Täglich zehn Minuten genügen*

Eine spürbare Wirkung von mehr Ruhe und Gelassenheit tritt nach sechs bis acht Wochen ein, vorausgesetzt, Sie üben mit Ihrem Kind einmal täglich etwa 10 Minuten.
Am leichtesten lernen Sie und Ihr Kind AT unter fachkundiger Anleitung bei Volkshochschulen und in Kursen, die von Krankenkassen angeboten werden. Übungsanleitungen finden Sie in Ratgebern (Bücher, Seite 91).

**Progressive Muskelentspannung nach Jacobson**

Anfang des 19. Jahrhunderts erkannte der schwedische
Arzt Edmund Jacobson, daß durch gezieltes Anspannen und abruptes Lösen einzelner Muskelgruppen eine
besonders tiefgreifende Entspannung dieser Muskeln
zu erreichen ist, gefolgt von einer allgemeinen Entspannung im körperlichen und psychischen Bereich.

*Tiefgreifende Entspannung durch Anspannen und Loslassen von Muskeln*

Der Entspannungseffekt beruht auf den folgenden
Beobachtungen:
• Körperliche und seelische Anspannung eines Men-
schen sind auf komplizierte Art miteinander verbun-
den.
• Muskeln, die kurzzeitig kräftig angespannt werden,
sind nach der Anspannung lockerer als vorher.
• Die körperliche Entspannung hat Auswirkungen auf
den psychischen Zustand.
• Es gibt keine starke Muskelspannung ohne seelische
Anspannung und umgekehrt.
Diese Entspannungsmethode beruht also auf aktivem
Tun und ist daher vor allem geeignet für Erwachsene
und Kinder, die unruhig bis (hyper)aktiv sind und denen das Stillsitzen oder Stilliegen schwerfällt.

*So wird´s gemacht*

Eine spürbare Wirkung tritt nach drei bis vier Wochen
ein, vorausgesetzt, Sie üben mit Ihrem Kind einmal
täglich etwa 30 Minuten. Fest verankert ist die Entspannung innerhalb von zwei bis drei Monaten. Dann
kann sich Ihr Kind in jeder Streßsituation schnell und
sicher selbst helfen.

*Jederzeit schnell und sicher Streß abbauen*

Auch diese Methode läßt sich am besten erlernen in einem Kurs, wie er von Volkshochschulen und Krankenkassen angeboten wird. Übungsanleitungen finden Sie
in Ratgebern (Bücher, Seite 91).

# Gesund ernähren

Konzentrationsschwäche, Erschöpfung und Unruhe
bei Kindern können Folgen einer unausgewogenen
Ernährung sein. Gehirn und Nervensystem reagieren
besonders empfindlich auf einen Mangel an Vitaminen
und Mineralstoffen; sie können dann weniger leisten.

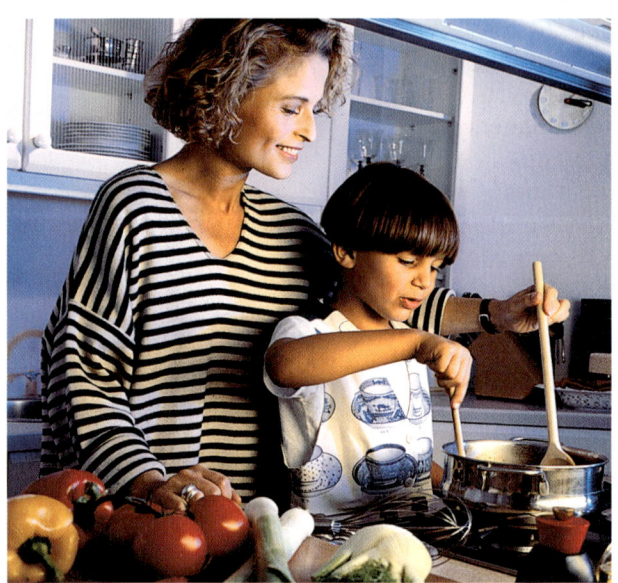

**Mit spielerischem Kochen kann das Bewußtsein für Ernährung beginnen.**

Deshalb möchte ich auf einige wichtige Details der gesunden Ernährung hinweisen und Ihnen so helfen, Ernährungsfehler zu vermeiden. Ausführliche Information und Rezepte finden Sie in Ernährungs- und Kochbüchern (Bücher, Seite 91).

### Die Versorgung mit Vitalstoffen

Unter Vitalstoffen versteht man Vitamine, Mineralstoffe und Spurenelemente (Mineralstoffe, die der Körper nur in Spuren braucht). Bei einer Ernährung mit viel Obst und Gemüse, möglichst roh verzehrt, bekommt Ihr Kind alles, was Gehirn und Nervensystem brauchen.

*So wird´s gemacht*
Vitalstoffmangel beugen Sie durch eine gesunde Mischkost vor:
• Vollkornprodukte, Getreide (vor allem Dinkel, von dem keine Allergien bekannt sind),
• Obst (vor allem heimisches, der Jahreszeit entsprechend),
• Gemüse, möglichst unbehandelt. Als Ergänzung zum Pausenbrot eignen sich Karotten, Kohlrabi, im Sommer auch Gurken.
• Milch, Käse und Joghurt, sofern keine Unverträglichkeiten bestehen. Andernfalls muß auf Soja ausgewichen werden.
• Eier, Fisch und Fleisch (am besten aus einem kontrollierten ökologischen Betrieb: zwei Fleischmahlzeiten pro Woche; der Zusatzstoffe wegen bitte keine Wurst).

| Diese Lebensmittel decken den Tagesbedarf an Eisen – in Prozent | |
| --- | --- |
| 100g Hirse | zu 60 % |
| 100g Linsen | zu 45 % |
| 100g Haferflocken | zu 30 % |
| 100g Spinat | zu 30 % |
| 100g Haselnüsse | zu 25 % |
| 100g Fenchel | zu 20 % |
| 2 Eßlöffel Weizenkeime | zu 15 % |

• Besonderes Augenmerk sollten Sie auf die aus-
reichende Zufuhr von Eisen richten. Eisen ist ein
wichtiger Bestandteil der roten Blutkörperchen und
wird gebraucht, um den eingeatmeten Sauerstoff zu
den Körperzellen zu transportieren, damit sie alle le-
benswichtigen Funktionen erfüllen können. Eisenmangel äußert sich in Schwächegefühlen und ständiger Müdigkeit. Eisen ist in Fleisch und Fisch enthalten
(weitere Quellen: Kasten Seite 78).

*Eisenmangel führt zu
Schwäche und Müdigkeit*

**Zucker und Weißmehl**
Bei der Herstellung von Zucker und Weißmehl geht
unter anderem Vitamin B1 verloren, das der Körper
zur Verwertung genau dieser Stoffe braucht. Wenn
nicht über Vollkornprodukte oder Fleisch regelmäßig
Vitamin B1 zugeführt wird, kann der Körper zwar
kurzfristig auf seine Reserven zurückgreifen, kommt
jedoch mit der Zeit in einen Mangelzustand. Vitamin
B1-Mangel äußert sich beispielsweise in Unruhe,
Ängstlichkeit und Niedergeschlagenheit.

*So wird´s gemacht*
• Schränken Sie den Konsum von Süßigkeiten und
Weißmehlprodukten sowie von Cola- und zuckerhalti-
gen Limonaden ein. Das Verlangen Ihres Kindes nach
Süßem läßt sich gut mit Honig-Knäckebrot, Obst, Ro-
sinen oder zuckerfreien Müsli-Riegeln stillen. Ergänzen
Sie die Nahrung durch Vitamin B-haltige Weizenkei-
me, Hefeflocken sowie Vitam R- und Cenovis-Produkte
(erhältlich im Reformhaus).
• Lassen Sie Ihr Kind nicht ohne Frühstück in die
Schule gehen. Nur wenn sein Gehirn genügend
»Brennstoff« (Glucose = Trauben-
zucker) bekommt, kann es dem
Unterricht wach und konzentriert folgen. Geben Sie
ihm morgens mög-
lichst Vollkorn-
brot oder

**Das können Sie Ihrem
Kind bedenkenlos als
Pausenbrot mitgeben.**

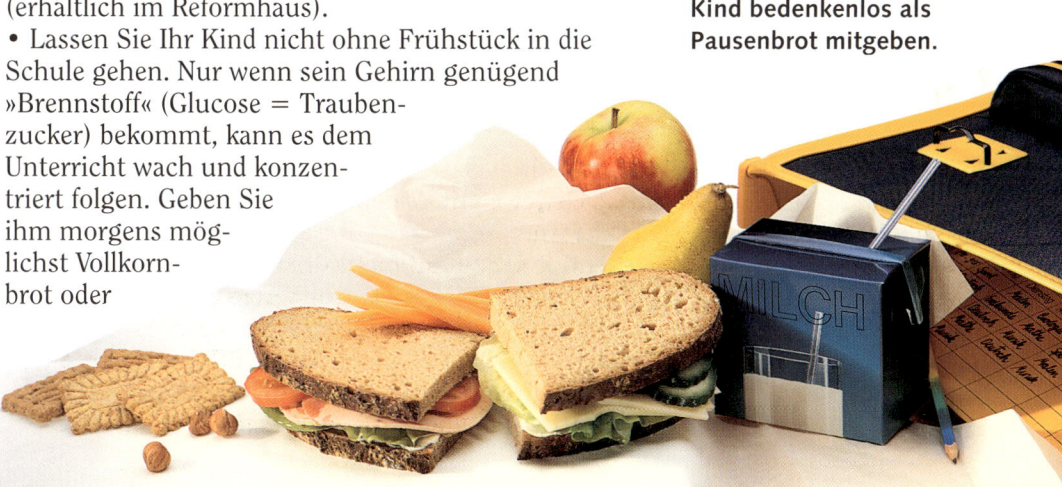

Vollkornbrötchen, Getreide, Obst oder Müsli. Wegen ihres hohen Faseranteils werden diese Nahrungsmittel im Darm nur langsam abgebaut und liefern kontinuierlich »Brennstoff«. Weißmehlprodukte und zuckerhaltige Nahrungsmittel dagegen machen müde, weil der Darm sie sofort abbaut und dadurch dem Gehirn schlagartig viel, danach aber zu wenig Glucose zur Verfügung stellt.

### Belastung der Darmflora

Die meisten Infekte – auch bei Kindern – werden heute mit antibiotischen Medikamenten behandelt. Da diese Mittel auch bei Schlachttieren helfen und sogar gewichtssteigernd wirken (bis 1 Woche vor Schlachttermin erlaubt), sind sie auch in Fleisch und Wurst enthalten. Die Antibiotika wirken in unserem Körper weiter; sie töten nicht nur krankmachende Erreger, sondern auch die Bakterien, die unseren Darm besiedeln und die gesunde »Darmflora« bilden.

*Antibiotika – Ursache von Kopf- und Bauchschmerzen sowie erhöhter Infektanfälligkeit*

Der Körper braucht eine bestimmte Zusammensetzung von Darmbakterien für seine Verdauungsvorgänge, zur Aufnahme und zum Aufbau von Vitaminen sowie für ein leistungsfähiges Immunsystem. Eine gestörte Darmflora äußert sich nicht nur in Bauchschmerzen oder Verdauungsbeschwerden, sondern kann auch zu Müdigkeit, Kopfschmerzen, Nervosität und erhöhter Infektanfälligkeit führen.

*So wird´s gemacht*

*Auf Antibiotika verzichten, wann immer es möglich ist*

• Geben Sie Ihrem Kind möglichst keine Antibiotika. Wenn es nur Fieber ohne sonstige Symptome hat, können Sie in Absprache mit dem Arzt auf ein antibiotisches Mittel verzichten. Fieber ist die körpereigene Überwärmungs-Waffe gegen Krankheitserreger. Versuchen Sie deshalb nur in schweren Fällen, das Fieber beispielsweise mit Wadenwickeln (Bücher, Seite 91) zu lindern.

• Wenn Ihr Kind Antibiotika hat einnehmen müssen, bitten Sie den Arzt, etwas zur Verbesserung der Darmflora zu unternehmen (Darmsanierung).

• Geben Sie Ihrem Kind für etwa 10 Tage Okoubaka D2 (rezeptfrei in Apotheken erhältlich), 3mal täglich 1 Tablette im Mund zergehen lassen.

# Lernen richtig unterstützen

Eltern können ihrem Kind manches Schulproblem ersparen, wenn sie ihm einen geeigneten Arbeitsplatz zur Verfügung stellen und es anleiten, entsprechend seinem Lerntyp (Seite 9) zu arbeiten.

### Der richtige Arbeitsplatz

Kinder brauchen zum Erledigen der Hausaufgaben und zum Lernen einen Arbeitsplatz, an dem sie ungestört sind und sich wohl fühlen. Das muß nicht immer der eigene Schreibtisch sein, doch sollte der Platz einige Anforderungen erfüllen:

*Ungestört sein und sich wohlfühlen können: Voraussetzungen für einen guten Arbeitsplatz*

*So wird´s gemacht*
• Ort: Wählen Sie einen Platz möglichst am Fenster und dort, wo weder Geschwister noch andere Aktivitäten innerhalb der Familie (Fernsehen) stören.
• Höhe der Arbeitsplatte: Damit Ihr Kind bequem und aufrecht sitzen kann, sollte der Abstand zwischen der Sitzfläche des Stuhles und der Kante des Arbeitstisches etwa 32 cm betragen.
• Beleuchtung: Beleuchten Sie den Arbeitsplatz so, daß die Hand des Kindes beim Schreiben keinen Schatten auf das Geschriebene wirft.
• Aufteilung des Arbeitsfläche: Schreibzeug, Schmierzettel oder Zeichenmaterial sollten so liegen, daß das

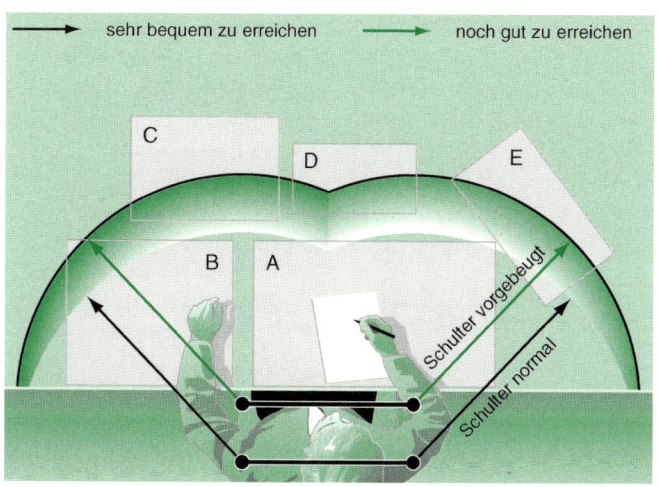

sehr bequem zu erreichen — noch gut zu erreichen

So wird die Arbeitsfläche optimal eingeteilt:
A Arbeitsfläche für momentane Arbeiten
B für heute benötigte Bücher und Hefte
C fertig bearbeitete Bücher und Hefte
D Platz für Schreibzeug, Taschenrechner, Zeichenmaterial, Schmierzettel
E Lexika, Formelsammlung und ähnliches

Kind alles leicht erreichen kann und nicht zwischendurch aufstehen muß. Auch andere Gegenstände, die es braucht, wie Bücher und Hefte sollten in bequemer Reichweite sein (Grafik Seite 81).

### Lernen – dem Lerntyp entsprechend

Kinder der drei verschiedenen Lerntypen (Seite 9) unterscheiden sich dadurch, daß sie ihre Sinnesorgane schwerpunktmäßig unterschiedlich zur Aufnahme von Information einsetzen. Sie können Ihr Kind beim Lernen unterstützen, wenn Sie es anleiten, beim Lernen seine Veranlagung zu nutzen. Umfassende Information und viele Tips finden Sie beispielsweise in Büchern über Pädagogische Kinesiologie (Bücher, Seite 91).

*Leiten Sie Ihr Kind an zum richtigen Lernen*

*So wird´s gemacht*
• Dem kinästhetisch veranlagten Kind fällt das Lernen leichter, wenn es die Lerninhalte gestalten kann, zum Beispiel durch Malen oder durch gestalterisches Formen. Versorgen Sie Ihr Kind deshalb immer ausreichend mit Malstiften und Knetmasse und halten Sie es an, diese Dinge auch zu benutzen.
• Ist Ihr Kind vom visuellen Typ, dann zeigen Sie ihm, wie es beim Lernen einen Schmierzettel benutzen kann, auf den es die Worte, Zahlen oder Vokabeln während des Lernens wiederholt aufschreibt. Halten Sie deshalb immer ausreichend Schmierpapier bereit, und ermuntern Sie Ihr Kind zum ständigen Schreiben.
• Ist Ihr Kind auditiv veranlagt, dann lernt es vor allem, wenn es den Lernstoff hört. Leiten Sie deshalb Ihr Kind an, beim Lernen den Lesestoff oder die Vokabeln immer laut zu lesen beziehungsweise laut sprechend zu üben. Für Fremdsprachen gibt es begleitend zu allen Schulbüchern Audiocassetten, deren Benutzung diesem Lerntyp sehr entgegenkommt.

*Kinästhetischer, visueller und auditiver Lerntyp nützen unterschiedliche Sinnesorgane*

# Die Beziehung zu Ihrem Kind

Die Beziehung zwischen Eltern und Kind ist für Entstehung und Bewältigung von Schulstreß und seinen Folgen von sehr großer Bedeutung. Deshalb bitte ich Sie, den folgenden Text sorgfältig zu lesen und sich

selbstkritisch zu fragen, ob Sie durch Ihr Verhalten
Streßsituationen eventuell mitverursachen.

## Erwartungen abbauen

Beunruhigt durch die Sorge um die Zukunft, stellen
viele Eltern hohe Anforderungen an die schulischen
Leistungen ihres Kindes. Ist es dadurch überfordert
(Seite 33), leidet es unter dem Gefühl, seinen Aufgaben
nicht gerecht werden zu können. Das kann auf Dauer
zu starken Beschwerden an Leib und Seele führen:
Kopf- und Bauchweh, Schlafstörungen, aber auch
ängstliches oder aggressives Verhalten sind Vorboten
dafür. Wenn Sie diese Zeichen an Ihrem Kind erkennen, helfen Sie ihm mit noch mehr Liebe und weniger
Forderungen.

*Die Sorge um die Zukunft läßt Eltern oftmals zu große Anforderungen stellen*

*So wird´s gemacht*
• Ihr Kind ist eine eigenständige Persönlichkeit mit
Begabungen und Fähigkeiten, die nur ihm eigen sind.
Vergleichen Sie es nicht mit Gleichaltrigen, auch nicht
mit seinen Geschwistern. Lassen Sie sich nicht beein-
drucken von kleinen »Genies« im Freundeskreis.
• Hören Sie Ihrem Kind aufmerksam zu; Kinder haben
in der Regel eine gute Selbsteinschätzung, wenn sie erklären, sie könnten etwas nicht schaffen.
• Finden Sie gemeinsam heraus, wo die Neigungen Ihres Kindes liegen. Ist es eher handwerklich oder gestal-
terisch begabt?
• Ein Gespräch mit dem Lehrer, gegebenenfalls ein
Test bei einem Schulpsychologen kann Ihnen Klarheit
bringen (Beratungsstellen, Seite 88). Sie erfahren
auch, welche Schule für Ihr Kind dann am ehesten
geeignet ist.
• Vielleicht kommen Sie gemeinsam zu dem Schluß,
daß ein qualifizierter Hauptschulabschluß und eine
anschließende Lehre ihm am ehesten entsprechen.
• Viele Wege führen zu Abitur und Studium, zum Beispiel über Real- und Fachoberschulen.
• Denken Sie auch an alternative Schulmodelle, beispielsweise Waldorf- (Rudolf-Steiner-) oder Montessori-
Schulen.
• Informationen bekommen Sie bei Schulen oder
Schulämtern.

*Viele Wege führen zur Qualifikation für einen Beruf*

## Die Einstellung zur Schule verbessern

*Eltern sind Vorbild – auch bei der Einstellung zur Schule*

Die Art, wie Eltern über die Schule reden, prägt die Einstellung der Kinder. Alle Schüler, vor allem aber Schulanfänger, brauchen zur Schule, zu ihren Lehrern und zum Lernen eine positive Einstellung. Seien Sie Ihrem Kind ein gutes Vorbild und vermeiden Sie mit ihm gemeinsam Lernhindernisse und Streßfaktoren.

*So wird´s gemacht*
• Motivieren Sie Ihr Kind, indem Sie sich für seine Schule und seine Schulerlebnisse interessieren. Geben Sie ihm Gelegenheit, in Ruhe darüber zu erzählen.
• Bleiben Sie bei Schulproblemen gelassen, fast alle Kinder haben vorübergehend schwierige Phasen. Nehmen Sie Kontakt zum Lehrer auf (»Gespräch mit dem Lehrer«, Seite 87), sondieren Sie den Ernst der Lage.
• Ihre positive Einstellung zur Schule kann, wie schon gesagt, Ihr Kind sehr motivieren. Schimpfen Sie in seinem Beisein nicht über den Lehrer oder die Schule. Vor allem junge Schüler werden dadurch stark verunsichert und übernehmen schnell negative Einstellungen der Eltern. Damit verlieren sie die Motivation, etwas für die Schule zu tun.

*Kinder mit Problemen in der Schule brauchen Eltern, die zu ihnen stehen*

• Gerade Kinder, die in der Schule Probleme haben, brauchen Eltern, die zu ihnen stehen. Schlagen Sie sich nicht bedingungslos auf die Seite des Lehrers.
• Sprechen Sie berechtigte Kritik an Lehrern oder Unterricht an, vor allem auf dem Elternabend oder im Gespräch mit dem Lehrer.

## Das Selbstvertrauen stärken

Jeder Mensch braucht Vertrauen in die eigenen Fähigkeiten und muß die Sicherheit haben, auch ohne Leistung etwas wert zu sein. Mangelndes Selbstvertrauen ist nicht nur eine der Hauptursachen bei der Entstehung von Schulstreß, sondern belastet ein Leben lang. Angstgefühle und Eifersucht, übertriebener Ehrgeiz, Geltungssucht und Aggressivität können entstehen. Kinder brauchen das Wissen, von ihren Eltern geliebt und geachtet zu sein, unabhängig von ihren Leistungen. Sie brauchen das Gefühl, daß ihre Eltern zu ihnen stehen, auch wenn sie Fehler machen. Nur dann lernen sie, sich selbst zu akzeptieren und zu lieben. Das heißt

natürlich nicht, einem Kind keine Grenzen zu setzen
(»Inkonsequente Erziehung«, Seite 30).

*So wird´s gemacht*
• Sie lieben Ihr Kind; es tut ihm gut, wenn Sie es ihm
zeigen, es Ihre Liebe spüren lassen.
• Vielleicht mögen Sie eine Übung machen: Suchen
Sie jeden Tag bewußt nach einer Situation, in der Sie
Ihr Kind loben, in der Sie anerkennen, was es tut.
• Unterstützen Sie Ihr Kind: »Ich weiß, Du gehörst zu
denen, die es schaffen«. Aussagen wie »Das kannst du
nicht, das schaffst du nicht, andere können es besser«
sind Gift für das Selbstvertrauen Ihres Kindes.
• »Ich vertraue auf Deine Fähigkeiten«. Sagen Sie
Ihrem Kind, daß Sie ihm vertrauen. Je mehr Sie ihm
zutrauen, desto mehr Zutrauen wird es selbst zu seinen Fähigkeiten entwickeln. Ängste und Zweifel der Eltern, auch die nur gedachten und nicht ausgesproche-
nen, machen Kinder ängstlich und unsicher.

*Das Vertrauen der Eltern
schafft Zutrauen zu den
eigenen Fähigkeiten*

• »Das hast Du gut gemacht«. Loben Sie nicht nur
gute Noten in einer Schulaufgabe – erkennen Sie jeden
Versuch, jede Bemühung Ihres Kindes an. Kritisieren
Sie klar und unmißverständlich seine schlechten Leistungen oder seine tadelnswerten Verhaltensweisen,
niemals das Kind selbst.
• »Du darfst Fehler machen«. Kinder müssen aus Fehlern lernen dürfen. Seien Sie nicht nachtragend, halten
Sie Ihrem Kind begangene Fehler nicht immer wieder
vor. Damit untergraben Sie sein Selbstwertgefühl, und
es blockiert sich selbst aus Angst vor weiteren Fehlern.
• Vermeiden Sie alles, was das Selbstvertrauen Ihres
Kindes verletzt: Machen Sie es bitte nie lächerlich, erzählen Sie nichts Nachteiliges von ihm in seinem Beisein und reagieren Sie nicht mit Ironie.

## Das Gespräch mit Ihrem Kind
Die meisten Kinder erzählen zu Hause von der Schule
und dem, was sie dort erlebt haben. Pflegen und kulti-
vieren Sie diesen Informationsaustausch und sehen Sie
ihn als wichtiges Stimmungsbarometer für die Ge-
fühlswelt Ihres Kindes. Je nach Alter erzählen Kinder
von ihren Problemen auf unterschiedliche Weise:
Ältere beschreiben ihr psychisches Befinden deutlich;

*Erzählungen vom Schul-
geschehen als Stimmungs-
barometer*

jüngere dagegen erzählen indirekt, beispielsweise, daß sie die Schulaufgaben nicht mögen, der Lehrer böse oder streng ist, die Mitschüler blöd sind und nicht mit ihm spielen oder es sogar schlagen. Schilderungen dieser Art können Ängste und fehlende Motivation ausdrücken. Hier können Sie aktiv zu einer Verbesserung der Situation Ihres Kindes beitragen.

*Was Erzählungen von der Schule alles ausdrücken können*

### So wird´s gemacht

• Wenn Ihr Kind von der Schule heimkommt, lassen Sie ihm Zeit, von selbst zu erzählen. Kinder mögen es nicht, wenn die Eltern sie mit Fragen überfallen, wie: »Wie war´s denn heute in der Schule?«. Stellen Sie behutsam Fragen; Ihr Kind antwortet lieber, wenn Sie etwa so formulieren: »Wie fühlst du dich?«, »Geht es dir gut?«, »Was müßte in der Schule anders sein, damit sie dir mehr Spaß macht?« oder »Gibt es in der Schule etwas, vor dem du dich fürchtest?«.
• Was immer Ihr Kind erzählt, holen Sie erst einmal tief Luft, um gelassen und überlegt zu reagieren.
• Wenn Ihr Kind Sorgen oder Ängste hat, braucht es Zuspruch und das Gefühl, daß Sie es ernst nehmen. Halten Sie sich mit Vorwürfen zurück.
• Die Feedback-Regeln (feedback = Rückmeldung), die im modernen Kommunikationstraining verwendet werden, können auch Ihnen und Ihrem Kind helfen, einander besser zu verstehen und schneller zu verständigen. Wenn Sie sich diese Regeln zu eigen machen, werden alle Ihre wesentlichen Gespräche positiv und konstruktiv verlaufen.
• Sprechen Sie bei Problemen mit dem Lehrer, um herauszufinden, wie Sie Ihrem Kind helfen können (»Das Gespräch mit dem Lehrer«, Seite 87).

**Feedback-Regeln**
Sie erleichtern das aktive Handeln und Reagieren in einem Gespräch.
Feedback geben Sie, indem Sie
• beschreiben, was Sie gehört und verstanden haben, ohne es zu bewerten,
• Ihre Gefühle in dieser Situation schildern,
• über Ihre Wünsche informieren, denn Orientierung schafft Sicherheit,
• in der »Ich-Form« sprechen, weil »man« unpersönlich wirkt.
Feedback bekommen Sie, indem Sie
• zuhören, zuhören, zuhören,
• nur Verständnisfragen klären,
• sich nicht rechtfertigen,
• herauszuhören versuchen, was der andere mitteilen will.

• Wägen Sie nach Kenntnis der Situation ab, welche Maßnahme für Ihr Kind wohl die richtige ist. Übertriebenes Eingreifen kann ebenso schädlich sein wie zu wenig oder keine Hilfe für Ihr Kind.

### Das Gespräch mit dem Lehrer

Gespräche mit dem Lehrer sind in Problemfällen in der Regel sinnvoll und hilfreich. Sie erfahren vom Problem Ihres Kindes aus der Sicht eines Erwachsenen und bekommen den Ratschlag eines Pädagogen. Die Informationen können dazu beitragen, nach der subjektiven Darstellung Ihres Kindes eine zweite, allerdings ebenfalls subjektive Meinung zu bekommen. Für Sie fügt sich aber dann vielleicht ein Mosaikstein zum anderen. Je mehr Sichtweisen Sie einholen, desto leichter kommen Sie zu einer objektiveren Einschätzung der Situation Ihres Kindes.

*Gespräche mit dem Lehrer sind in der Regel sinnvoll und hilfreich*

### So wird´s gemacht

So bereiten Sie sich auf das Gespräch vor:
• Überlegen Sie zu Hause in aller Ruhe, über welche Probleme Sie mit dem Lehrer reden wollen. Versuchen Sie sich vorzustellen, welche Lösungen für die Probleme möglich sind. Um sich in dem Gespräch sicher zu fühlen und die Interessen Ihres Kindes gut vertreten zu können, nehmen Sie vor dem Gespräch Notfalltropfen (Seite 63). Sie helfen Ihnen, ruhig und gelassen zu bleiben.
So führen Sie das Gespräch:
• Ziel des Gespräches sollte sein, gemeinsam mit dem Lehrer eine Lösung für die Probleme Ihres Kindes zu finden. Betrachten Sie den Lehrer als Ihren Partner und führen Sie das Gespräch deshalb so konstruktiv wie es Ihnen möglich ist.
• Appellieren Sie an seine Hilfsbereitschaft, indem Sie beispielsweise sagen: »Ich brauche Ihre Unterstützung, mein Kind fühlt sich ungerecht behandelt«. Damit erleichtern Sie es dem Lehrer, sein Verhalten zu erklären oder zu ändern. Mit Sätzen wie: »Sie behandeln mein Kind ungerecht« fühlt sich der Lehrer angegriffen.
• Sprechen Sie möglichst offen und sachlich über das Problem. Bitten Sie den Lehrer um eine Einschätzung der Situation. Wenn zwischen Ihnen ein vertrauensvol-

*Führen Sie das Gespräch konstruktiv: Sprechen Sie offen und sachlich*

ler Kontakt besteht, sollten Sie auch offen über familiäre Schwierigkeiten sprechen. Dies fördert das Verständnis des Lehrers für Ihr Kind.

• Droht das Gespräch in einer Sackgasse zu enden, hilft manchmal die Frage: »Wie gehen wir jetzt konkret vor?« oder »Was empfehlen Sie?«

• Verläuft das Gespräch für Sie unbefriedigend, wenden Sie sich an den Vertrauenslehrer der Schule, den Schuldirektor oder den zuständigen Schulpsychologen (unten).

• Nutzen Sie auch im Gespräch mit dem Lehrer die Feedback-Regeln (Seite 86).

## Hilfe durch Beratung

*Anlaufstellen für ratsuchende Eltern*

Wenn Sie Rat suchen, weil Ihr Kind Lern- oder Leistungsschwierigkeiten hat, weil es auffallend unruhig oder aggressiv ist, gibt es für Sie eine Reihe von Anlaufstellen.

### Der Vertrauenslehrer
Bei Schwierigkeiten mit einem Lehrer wenden Sie sich an den Beratungs- oder Vertrauenslehrer der Schule, der fachkundig und »neutral« zwischen dem Lehrer und Ihnen vermitteln wird.
Der Vertrauenslehrer kann Sie auch beraten, wenn Ihr Kind eine andere Schullaufbahn einschlagen möchte. Falls erforderlich, empfiehlt er Ihnen eine geeignete Beratungsstelle oder eine Therapieeinrichtung, in der Ihr Kind gezielt gefördert und unterstützt wird.

### Der Fachbereichsleiter
Fühlt sich Ihr Kind von einem Lehrer ungerecht benotet, kann Ihnen an großen Schulen der zuständige Fachbereichsleiter helfen. Namen und Sprechzeiten dieser Lehrer erfahren Sie im Sekretariat der Schule.

### Der Schulpsychologe
*Der Schulpsychologe: Gesprächspartner bei allen Schulproblemen*

An vielen Schulen gibt es Lehrer mit einer psychologischen Zusatzausbildung, die Schulpsychologen. Sie sind die geeigneten Gesprächspartner, wenn Eltern die Gründe für die Schulprobleme ihres Kindes nicht allei-

ne herausfinden können. Ein Schulpsychologe kann anhand von Tests und Untersuchungen erkennen, ob ein Kind
• überfordert ist, weil seine Fähigkeiten nicht ausreichen,
• nicht genügend motiviert ist,
• an Teilleistungsstörungen wie Rechen-, Schreib- oder Leseschwächen leidet.
Name und Sprechzeiten des Schulpsychologen erfahren Sie im Schulsekretariat.

## Beratungsstellen für Eltern, Kinder und Jugendliche

Wenn Sie feststellen, daß die Schulprobleme Ihres Kindes mit Schwierigkeiten in der Familie zusammenhängen, sollten Sie sich an eine Beratungsstelle wenden. Dort bietet ein Team von Fachkräften (meist Ärzte, Diplom-Psychologen, Heil- und Sozialpädagogen) neben Diagnostik und Beratung immer auch therapeutische Hilfe an. Diese kann je nach Lage der Dinge in Gesprächen mit den Eltern, in einer Kombination von Elternberatung und Spieltherapie für das Kind oder in einer Familientherapie bestehen, bei der alle Familienmitglieder gemeinsam betreut werden. Träger dieser Beratungsstellen sind meist Kirchen oder Jugendämter. Adressen bekommen Sie vom Vertrauenslehrer, Schulpsychologen, Kinderarzt, von Kirchen oder Jugendämtern.

*Beratungsstellen bieten umfassende Hilfe bei Familienproblemen*

## Psychotherapeuten für Kinder und Jugendliche

Wenn Ihnen das Verhalten Ihres Kindes große Sorgen bereitet, zum Beispiel, weil es sehr ängstlich oder aggressiv ist und dauernd Schwierigkeiten in der Schule hat, sollten Sie einen Psychotherapeuten speziell für Kinder aufsuchen. Ist eine Behandlung erforderlich, übernehmen die Krankenkassen einen Teil der Kosten. Bitte erkundigen Sie sich bei Ihrer Krankenkasse nach den Richtlinien für eine Kostenübernahme. Die Kasse kann Ihnen auch mit Adressen behilflich sein.

# Zum Nachschlagen

### Adressen, die weiterhelfen

*Bach-Blüten*
Institut für Bach-Blütentherapie: Mechthild Scheffer
    GmbH, Lippmannstraße 57, 22760 Hamburg

*Homöopathie*
Deutschland
Deutsche Gesellschaft für klassische Homöopathie,
    Grundtvigstraße 39, 33330 Gütersloh
Deutscher Zentralverein homöopathischer Ärzte e.V.,
    Linkenheimer Landstraße 113, 76149 Karlsruhe
Homöopathie-Forum: Organisation klassisch arbeiten-
    der Heilpraktiker e.V., Grubmühler Feldstraße 14a,
    82131 Gauting

Österreich
Ärztegesellschaft für Klassische Homöopathie:
    c/o Dr. Dietmar Payrhuber, Griesgasse 2,
    A-5020 Salzburg

Schweiz
Verband Klassischer Homöopathen, Postfach 625,
    CH-8030 Zürich
Homöopathischer Ärzteverein, Termerweg 21,
    CH-3900 Brig-Glis

*Kinesiologie*
I.P.P., Institut für Praktische Pädagogik,
    Ernsbergerstraße 14, 81241 München
Deutsche Gesellschaft für Praktische Pädagogik e.V.,
    Geschäftsstelle c/o H. Christen, Birkenhang 24,
    42555 Velbert-Langenberg

*Netzfreischalter*
Erhältlich in jedem Elektrofachgeschäft

*Rutengänger*
Fachschaft deutscher Rutengänger, Bezirksgruppen-
    leiter Manfred Wiesner, Ungererstraße 159,
    80805 München

## Bücher, die weiterhelfen

Bernau S.: *Schulversagen durch falsche Ernährung.*
  Hüthig GmbH, Heidelberg
Brunner R.: *Hörst du die Stille? Meditative Übungen
  mit Kindern.* Kösel-Verlag, München
Dinkmeyer D. und Dreikurs R.: *Ermutigung als Lern-
  hilfe.* Klett-Verlag, Stuttgart
Fischer-Tietze R.: *Dumme Kinder gibt es nicht.* Kösel-
  Verlag, München
Fontana D.: *Mit dem Streß leben.* Verlag Hans Huber,
  Bern/Frankfurt (Main)
Heinrich H.: *Positives Denken, eine Voraussetzung für
  erfolgreiches Arbeiten mit Kindern.* Selbstverlag,
  Schierling
Johnen W.: *Muskelentspannung nach Jacobson.* Gräfe
  und Unzer Verlag, München
Koneberg L. und Förder G.: *Kinesiologie für Kinder.*
  Gräfe und Unzer Verlag, München
Kraus Dr. J.: *Leben mit hyperaktiven Kindern.* Piper-
  Verlag, München
Prekop J. und Schweizer C.: *Kinder sind Gäste, die
  nach dem Weg fragen.* Kösel-Verlag, München
Rias-Bucher B.: *Vollwert-Backvergnügen wie noch nie.
  Kochvergnügen-vollwertig.*
  Beide Titel Gräfe und Unzer Verlag, München
Rosival Dr. rer. nat. V.: *Hyperaktivität natürlich
  behandeln.* Gräfe und Unzer Verlag, München
Schmidt S.: *Bach-Blüten für Kinder. Innere Harmonie
  durch Bach-Blüten. Immunsystem schützen und
  gezielt stärken.* Alle Titel: Gräfe und Unzer Verlag,
  München
Schweizer C. und Prekop J.: *Was unsere Kinder
  unruhig macht.* Trias-Verlag, Stuttgart
Stellmann Dr. med. H. M.: *Kinderkrankheiten natür-
  lich behandeln.* Gräfe und Unzer Verlag, München
Tausch R.: *Hilfen bei Streß und Belastung.* Rowohlt
  Verlag, Reinbeck
Vollmar K.: *Autogenes Training mit Kindern.* Gräfe
  und Unzer Verlag, München

## Wichtiger Hinweis

Die von Autoren der Reihe »GU Ratgeber Naturmedizin heute« vertretenen Auffassungen in bezug auf Krankheiten und ihre Behandlung weichen teilweise von der allgemein anerkannten medizinischen Wissenschaft ab. Jeder Leser ist aufgefordert, in eigener Verantwortung zu entscheiden, ob und inwieweit die in diesem Buch vorgestellten Naturheilverfahren und Naturheilmittel für ihn eine Alternative zur »Schulmedizin« darstellen.

© 1998 Gräfe und Unzer Verlag GmbH, München

*Redaktion:*
Doris Schimmelpfennig-Funke

*Lektorat:*
Kurt Gallenberger

*Bildredaktion:*
Christine Majcen-Kohl

*Grafiken:*
Detlef Seidensticker

*Layout und Umschlaggestaltung:*
Heinz Kraxenberger

*Produktion:*
Susanne Mühldorfer

*Satz:*
Easy Pic Library

*Repro:*
Fotolito Longo

*Druck und Bindung:*
Druckerei Auer

ISBN 3-7742-3731-X

| Auflage | 4. | 3. | 2. |
| --- | --- | --- | --- |
| Jahr | 01 | 00 | 99 |

*Bildnachweis:*
Bavaria/TCL Seite 4, 10, 12, 36, 45, 49 /The Telegraph Seite 18 /FPG Seite 52; CMA Seite 79; Mauritius/Eye Press U2/ Seite 1 /AGE Seite 4, 23, 33 /Dr. J. Müller Seite 6 /SST Seite 11 /Viktoria Seite 27 /Bluestone Seite 30 /Kupka Seite 41; Premium Images Coverfoto; Stock Market/Norbert Schäfer Seite 22; Studio Schmitz Seite 61, 67; Team 7 Seite 36; Tony Stone/Andreas Pollok Seite 2, 26, 57 /Peter Cade Seite 10 /David Hanover Seite 60; Alexander Walter Seite 74, 75; WDV/Bernhard Rüttger Seite 2, 16, 53, 56 /Eva Toncar Seite 10, 31 /Richard Wagner Seite 78; Michael Zuche Seite 2, 22, 31, 33, 37, 44, 48, 64/65

Die GU-Homepage finden Sie im Internet unter:
www.gu-online.de